CONTENIDO

Introducción:... 3

Capítulo 1: Mentalidad para el Éxito 5

Capítulo 2: Dieta Saludable.. 9

Capítulo 3: Ejercicio Efectivo.. 15

Capítulo 4: Establecer Metas Realistas 21

Capítulo 5: Superar Obstáculos 26

Capítulo 6: Mantener el Progreso.. 31

Conclusión: Tu Viaje Continúa 36

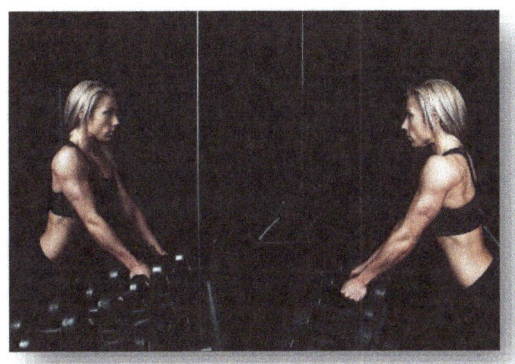

INTRODUCCIÓN:

En un mundo donde los anuncios prometen resultados milagrosos y las redes sociales están inundadas de imágenes retocadas, la pérdida de grasa a menudo se presenta como un proceso rápido y sencillo. Pero la realidad es que alcanzar un cuerpo saludable y esbelto requiere un enfoque realista, constancia y dedicación. Este libro, "Perder Grasa de

Forma Realista", está diseñado para ayudarte a descubrir una forma efectiva y sostenible de perder grasa, motivarte en cada paso del camino y proporcionarte consejos prácticos que te permitirán alcanzar tus objetivos de manera saludable y duradera.

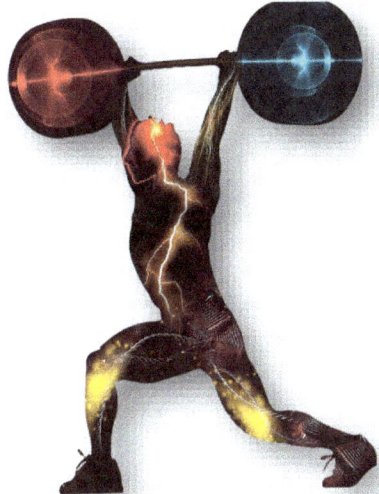

Tu viaje hacia la pérdida de grasa no es solo un viaje físico, es también un viaje mental y emocional. La pérdida de peso se inicia en la mente, y una mentalidad positiva y enfocada es crucial para el éxito. En las páginas que siguen, exploraremos no solo las estrategias y tácticas para cambiar tu cuerpo, sino también la manera en que abordas este desafío.

Aquí, te ayudaremos a construir una base sólida de hábitos saludables, tanto en tu alimentación como en tu rutina de ejercicio, y a cultivar la mentalidad necesaria para mantenerte en el camino correcto.

No se trata únicamente de perder peso; se trata de aprender a cuidar tu cuerpo y mantener un estilo de vida saludable a largo plazo. Este libro

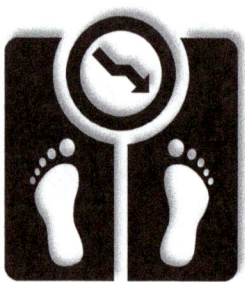

te proporcionará frases motivadoras que te recordarán tu capacidad para lograr tus metas y te inspirarán a mantener el impulso incluso cuando enfrentes desafíos. Además, encontrarás consejos prácticos sobre dieta y ejercicio que te ayudarán a tomar decisiones informadas y saludables en tu día a día.

Así que, prepárate para embarcarte en un viaje de transformación que cambiará no solo tu cuerpo, sino también tu vida en general. A medida que te adentres en las páginas de este libro, ten en cuenta que la pérdida de grasa realista es un compromiso contigo mismo, un viaje que puede ser desafiante, pero también gratificante y transformador. ¡Juntos, te equiparemos con las herramientas que necesitas para alcanzar tu mejor versión!

Capítulo 1: Mentalidad para el Éxito

La pérdida de grasa, como cualquier cambio significativo en la vida, comienza en la mente. Desarrollar una mentalidad sólida es la base sobre la cual construirás tu éxito en este viaje hacia un cuerpo más saludable. En este capítulo, exploraremos los aspectos fundamentales de la mentalidad para la pérdida de grasa, y te proporcionaremos las herramientas necesarias para mantenerte enfocado y motivado a lo largo de tu viaje.

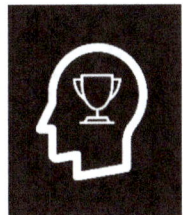

1.1 Estableciendo Objetivos Claros

El primer paso para desarrollar una mentalidad exitosa es tener objetivos claros. Pregúntate a ti mismo: ¿por qué quieres perder grasa? Tus razones pueden ser variadas, desde mejorar tu salud y bienestar hasta sentirte más confiado y enérgico. Anota tus objetivos en un lugar visible para recordarte a ti mismo constantemente lo que estás tratando de lograr.

Consejo: Divide tus objetivos en metas a corto y largo plazo. Las metas a corto plazo te darán pequeños logros que te mantendrán motivado en el camino hacia tus metas más grandes.

1.2 ACEPTA LA REALIDAD: NO HAY SOLUCIONES RÁPIDAS

Es importante entender que no existen soluciones mágicas ni atajos para perder grasa de forma saludable y sostenible. A menudo, las dietas extremas o los programas de ejercicios intensivos prometen resultados rápidos, pero rara vez conducen a un éxito a largo plazo. En lugar de buscar la gratificación instantánea, adopta una mentalidad de resistencia.

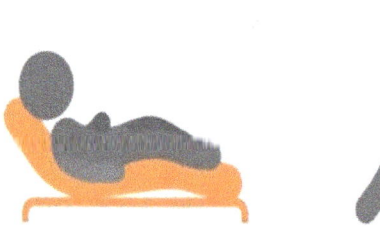

Frases Motivadoras:

- "Cada pequeño progreso me acerca a mi meta."

- "Mi cuerpo es mi templo y merece cuidados constantes."

- "No hay atajos, solo dedicación y esfuerzo constante."

1.3 ELIMINA LA PERFECCIÓN Y ABRAZA LA CONSISTENCIA

La perfección es el enemigo de la consistencia. En tu viaje hacia la pérdida de grasa, habrá momentos en los que cometas errores o te desvíes de tu plan. Esto es completamente normal. Lo importante es no permitir que un deslizamiento ocasional te desmotive. En lugar de buscar la perfección, busca la consistencia a lo largo del tiempo.

Consejo: Crea un plan realista que puedas mantener a largo plazo. Esto implica equilibrar tu dieta y ejercicio de manera que no te sientas privado ni agotado.

1.4 DESARROLLA LA AUTOCONCIENCIA

Conocerte a ti mismo es fundamental en el proceso de pérdida de grasa. ¿Qué te lleva a comer en exceso? ¿Qué te hace abandonar tu rutina de ejercicio? Identificar tus desencadenantes y comportamientos te permitirá tomar medidas para evitarlos o gestionarlos de manera efectiva.

1.5 VISUALIZA TU ÉXITO

La visualización positiva es una herramienta poderosa para mantener una mentalidad exitosa. Cierra los ojos e imagina tu yo futuro, más saludable y en forma. Visualiza cómo te sientes, cómo te ves y cómo se ven reflejados tus objetivos en tu vida diaria. Esta práctica te ayudará a mantenerte enfocado en tus metas.

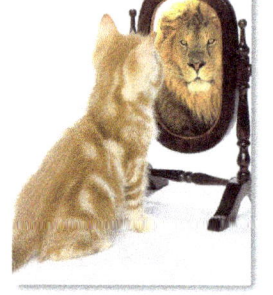

En tu viaje hacia la pérdida de grasa, tu mente será tu mejor aliada. Cultivar una mentalidad positiva, enfocada y resiliente te ayudará a superar los obstáculos que puedas encontrar en el camino. Recuerda que cada pequeño paso te acerca a tu meta y que eres capaz de lograr lo que te propongas. ¡Sigue adelante y mantén la mentalidad adecuada!

Capítulo 2: Dieta Saludable

La dieta desempeña un papel fundamental en tu viaje hacia la pérdida de grasa. Una alimentación equilibrada no solo te ayudará a alcanzar tus objetivos, sino que también mejorará tu salud en general. En este capítulo, exploraremos los principios de una dieta saludable y te proporcionaremos consejos prácticos para hacer elecciones alimenticias informadas.

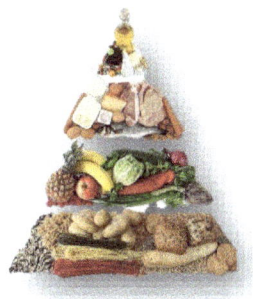

2.1. La Importancia de la Nutrición

Antes de sumergirnos en los detalles de una dieta saludable, es crucial entender por qué la nutrición es esencial en la pérdida de grasa. Tu cuerpo es como una máquina, y necesita combustible de calidad para funcionar de manera eficiente. Una dieta equilibrada te proporciona los nutrientes necesarios para mantener tu salud y energía mientras pierdes grasa.

2.2. ALIMENTOS NATURALES VS. ULTRA PROCESADOS

La base de una dieta saludable es consumir alimentos naturales en su forma más original. Los alimentos ultra procesados, ricos en grasas saturadas, azúcares refinados y aditivos, suelen ser pobres en nutrientes y altos en calorías vacías. Opta por alimentos frescos, frutas, verduras, proteínas magras y granos enteros.

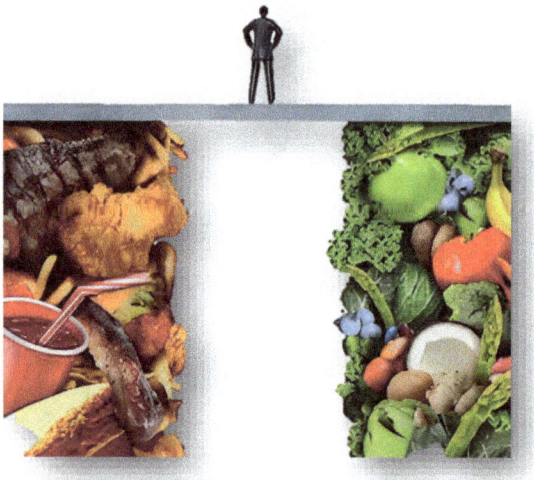

2.3. Control de Porciones

La cantidad que consumes es tan importante como la calidad. A menudo, el exceso de calorías proviene de porciones demasiado grandes. Aprende a escuchar las señales de hambre y saciedad de tu cuerpo. Come porciones adecuadas y evita la sobre ingesta.

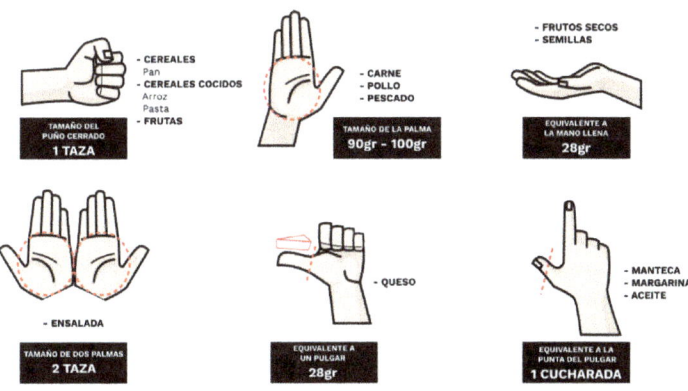

2.4. Hidratación

La hidratación es un aspecto esencial de una dieta saludable. Beber suficiente agua ayuda a tu cuerpo a funcionar correctamente y puede reducir la sensación de hambre. Además, a menudo, la sed se confunde con el hambre. Mantente hidratado durante todo el día.

2.5. La Regla 80/20

No te prives por completo de tus alimentos favoritos. La regla 80/20 es una estrategia inteligente. Come de manera saludable el 80% del tiempo y permite indulgencias el 20% del tiempo. Esto te ayudará a mantener un equilibrio entre disfrutar de la comida y mantener un estilo de vida saludable.

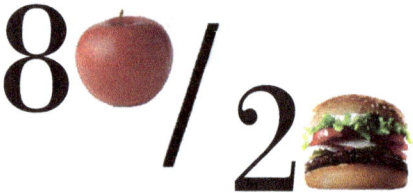

Frases Motivadoras:

- "Mi cuerpo merece alimentos de calidad."

- "Escucho a mi cuerpo y como de manera consciente."

- "Disfruto de la comida mientras mantengo el control."

2.6. Planificación de Comidas y Snacks

La planificación de comidas te ayudará a evitar decisiones impulsivas poco saludables. Preparar tus comidas y snacks con antelación te permitirá tener opciones saludables disponibles en todo momento, reduciendo la tentación de recurrir a opciones poco saludables cuando tienes hambre.

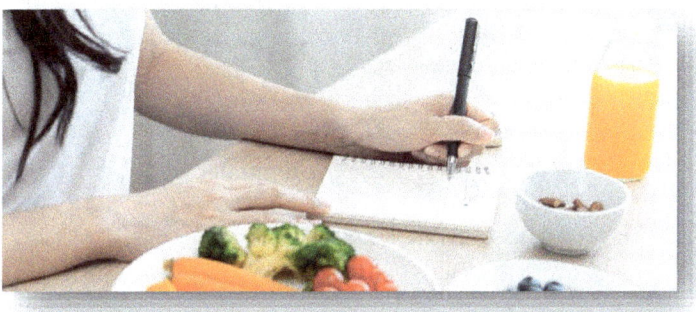

2.7. Dieta Equilibrada

Una dieta equilibrada debe incluir una variedad de alimentos de diferentes grupos. Asegúrate de obtener suficientes proteínas, carbohidratos, grasas saludables, vitaminas y minerales. Consulta con un profesional de la salud o un nutricionista para determinar cuál es la mejor distribución para tus necesidades específicas.

2.8. Monitoreo y Adaptación

Llevar un registro de tu ingesta diaria de alimentos te proporcionará información valiosa sobre tus hábitos alimenticios. Puedes usar aplicaciones o llevar un diario. Si no estás viendo los resultados deseados, ajusta tu dieta en consecuencia, pero siempre busca asesoramiento de un profesional si tienes dudas.

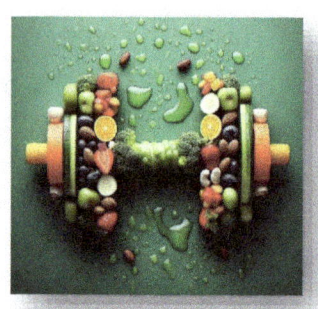

2.9. Evita las Dietas de Moda

Las dietas de moda suelen prometer resultados rápidos, pero a menudo son insostenibles y pueden ser perjudiciales para tu salud a largo plazo. En lugar de seguir las tendencias, enfócate en adoptar un enfoque equilibrado y sostenible hacia la alimentación.

Una dieta saludable es el cimiento de tu viaje hacia la pérdida de grasa. No solo te ayudará a alcanzar tus objetivos físicos, sino que también mejorará tu salud general y bienestar. Recuerda que la clave es la consistencia y la moderación. Con cada elección alimenticia, te acercas a tu mejor versión. ¡Sigue adelante con confianza!

Capítulo 3: Ejercicio Efectivo

El ejercicio es un componente clave en tu viaje hacia la pérdida de grasa y la mejora de tu salud en general. Este capítulo te proporcionará información esencial sobre cómo estructurar tu rutina de ejercicios de manera efectiva para alcanzar tus objetivos de pérdida de grasa.

3.1. Encuentra una Actividad que Disfrutes

Una de las claves para el éxito en el ejercicio es encontrar una actividad que te guste. Si disfrutas de lo que haces, es más probable que seas constante en tu rutina de ejercicios. Experimenta con diferentes actividades, como correr, nadar, bailar, levantamiento de pesas, yoga, o cualquier otro deporte que te llame la atención. La variedad puede mantener el ejercicio interesante y motivarte.

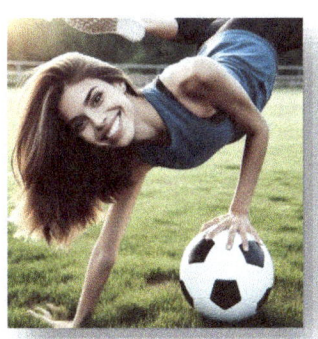

3.2. LA IMPORTANCIA DE LA CONSISTENCIA

La consistencia es la base del éxito en el ejercicio. Establece un horario regular de ejercicio y cúmplelo. No te saltes las sesiones programadas y evita las excusas para no hacer ejercicio. La consistencia con el tiempo te brindará resultados notables.

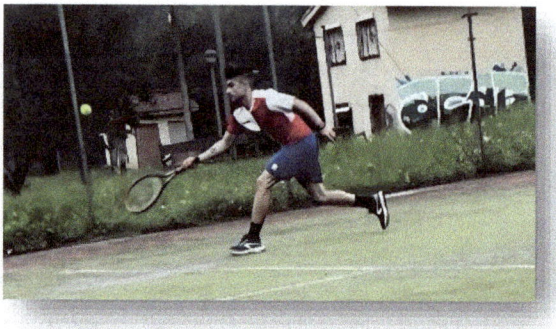

Frases Motivadoras:

- "Cada sesión de ejercicio me acerca a mi meta."

- "El esfuerzo constante es mi camino hacia el éxito."

- "Mi cuerpo merece mi compromiso diario."

3.3. Combinación de Entrenamiento de Resistencia y Cardio

Para perder grasa de manera efectiva, es importante combinar el entrenamiento de resistencia con el cardio. El entrenamiento de resistencia, como el levantamiento de pesas, aumenta la masa muscular, lo que a su vez acelera tu metabolismo. El cardio quema calorías y mejora la salud cardiovascular.

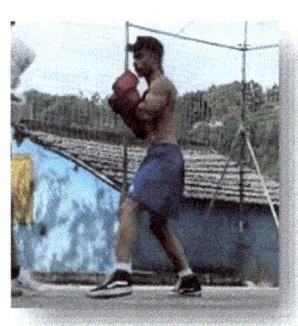

3.4. Establece Metas de Ejercicio

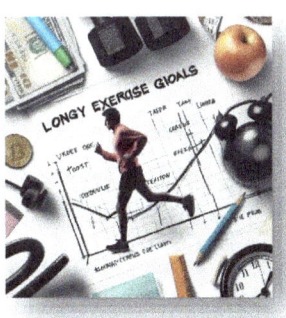

Fijar metas de ejercicio claras te proporcionará un enfoque concreto. Establece objetivos realistas, como correr una cierta distancia en un tiempo determinado o levantar un peso específico en el gimnasio. A medida que alcances tus metas, celebra tus logros y establece nuevos desafíos.

3.5. Entrenamiento de Alta Intensidad

El entrenamiento de alta intensidad (HIIT, por sus siglas en inglés) es una estrategia efectiva para quemar grasa. Consiste en ráfagas cortas de ejercicio intenso seguidas de periodos de recuperación. El HIIT eleva la frecuencia cardíaca y quema calorías incluso después de que hayas terminado de ejercitarte.

3.6. Escucha a tu Cuerpo

Es importante escuchar a tu cuerpo y darle el tiempo necesario para recuperarse. El descanso es fundamental para evitar lesiones y sobre entrenamiento. Escucha las señales de fatiga y no te exijas en exceso. Un buen equilibrio entre el esfuerzo y el descanso es esencial.

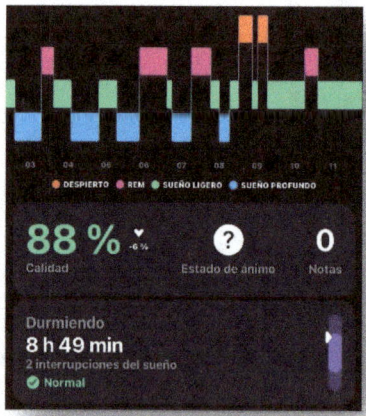

3.7. Rutina de Ejercicio Variada

Evita caer en la monotonía. Cambia tu rutina de ejercicios de vez en cuando. La variedad no solo mantiene las cosas interesantes, sino que también desafía diferentes grupos musculares, lo que puede acelerar tus resultados.

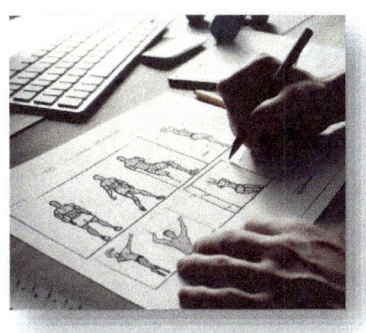

3.8. Consulta con un Profesional

Si eres nuevo en el ejercicio o tienes preocupaciones de salud, es recomendable consultar con un profesional, como un entrenador personal o un fisioterapeuta. Ellos pueden ayudarte a crear un plan de ejercicios personalizado y garantizar que estás realizando los movimientos de manera segura y eficiente.

El ejercicio efectivo es un componente esencial en tu viaje hacia la pérdida de grasa. La combinación de resistencia y cardio, la consistencia, el establecimiento de metas y la variación en tu rutina son claves para lograr resultados significativos. Recuerda que el ejercicio no solo te ayuda a perder grasa, sino que también mejora tu bienestar general. Mantén la motivación y la consistencia, y pronto cosecharás los beneficios de tu esfuerzo. ¡Sigue adelante!

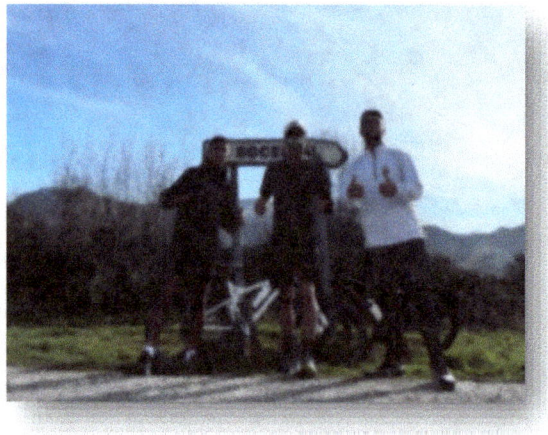

Capítulo 4: Establecer Metas Realistas

Establecer metas claras y alcanzables es un aspecto crucial en tu viaje hacia la pérdida de grasa. Este capítulo te ayudará a definir tus objetivos de manera realista, te proporcionará estrategias para mantener la motivación y te recordará la importancia de ajustar tus metas a medida que avanzas en tu proceso de transformación.

4.1. Establece Metas Claras

El primer paso para lograr el éxito en la pérdida de grasa es definir tus metas de manera clara y específica. En lugar de decir "quiero perder peso", establece metas como "quiero perder 4 kilos en los próximos tres meses" o "quiero reducir mi porcentaje de grasa corporal en un 5%".

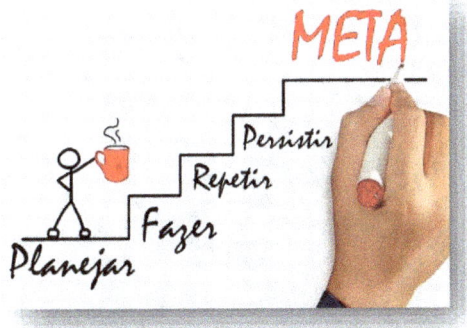

4.2. Metas a Corto y Largo Plazo

Dividir tus objetivos en metas a corto y largo plazo te ayudará a mantener la motivación. Las metas a corto plazo son pequeños logros que puedes alcanzar en un período de tiempo más corto, mientras que las metas a largo plazo son tus objetivos finales. Celebrar los logros a corto plazo te dará un sentido de progreso constante.

4.3. Motivación Personal

Identificar tus razones personales para perder grasa es esencial. ¿Qué te impulsa a lograr tus metas? Puede ser mejorar tu salud, sentirte más enérgico, ganar confianza o incluso establecer un ejemplo para tus hijos. Conectar tus metas con motivaciones profundas aumentará tu compromiso.

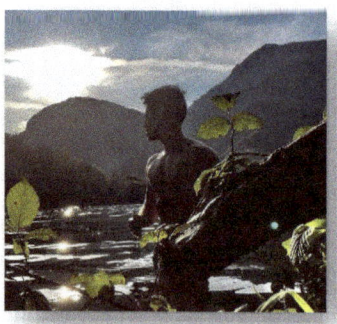

- "Mis metas son mi razón para cada esfuerzo."

- "Cada paso me acerca a mi versión más saludable."

- "Mi motivación es más fuerte que cualquier obstáculo."

4.4. REALISMO Y EXPECTATIVAS

Es importante mantener expectativas realistas. La pérdida de grasa puede ser un proceso gradual, y puede haber mesetas en el camino. No te desanimes si los resultados no son inmediatos. Cada elección saludable te acerca un poco más a tu objetivo.

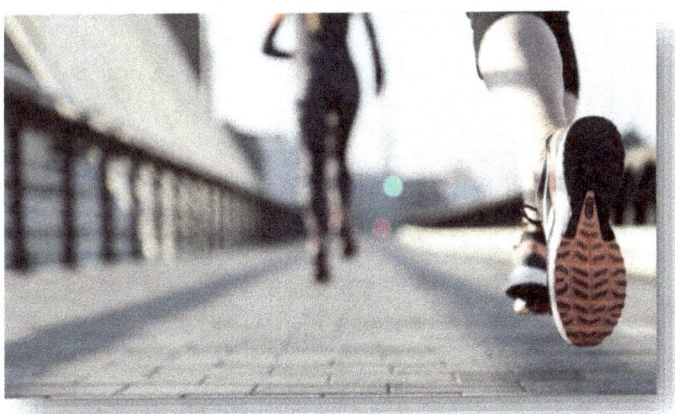

4.5. ADAPTABILIDAD Y AJUSTE DE METAS

A lo largo de tu viaje, es probable que enfrentes desafíos inesperados o cambios en tus circunstancias. Es esencial ser adaptable y estar dispuesto a ajustar tus metas si es necesario. No hay nada de malo en reevaluar y modificar tus metas si eso te ayuda a mantenerte motivado y en camino.

4.6. CELEBRAR LOS LOGROS

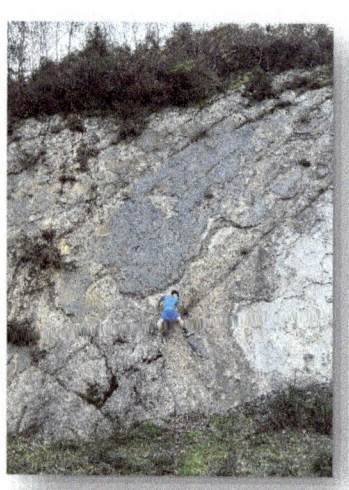

Celebra tus logros, incluso los pequeños. Cada paso hacia tus metas es un logro digno de reconocimiento. Celebra tus éxitos, ya sea con pequeños premios, compartir tus logros con amigos o simplemente tomarte un momento para reflexionar sobre tu progreso.

4.7. Mantener el Enfoque

Mantener el enfoque en tus objetivos, especialmente cuando enfrentas obstáculos, es esencial. Recordar por qué comenzaste tu viaje te ayudará a superar los momentos difíciles. Mantén una mentalidad positiva y una determinación inquebrantable.

4.8. Consulta con Profesionales

Si tienes dudas sobre tus metas, cómo establecerlas o si son realistas, considera consultar con un profesional de la salud, como un nutricionista o un entrenador personal. El asesoramiento experto puede ayudarte a definir metas adecuadas y un plan que funcione para ti.

Establecer metas realistas y mantener la motivación es un aspecto esencial en tu viaje hacia la pérdida de grasa. Con cada logro y desafío, te acercas un paso más a tu mejor versión. Mantén una mentalidad fuerte y flexible, y estarás en el camino correcto para alcanzar tus objetivos. ¡Sigue adelante con determinación!

CAPÍTULO 5: SUPERAR OBSTÁCULOS

En el camino hacia la pérdida de grasa y una vida más saludable, enfrentarás obstáculos que pondrán a prueba tu determinación. Este capítulo se enfoca en cómo superar esos desafíos, aprender de los errores y mantener tu enfoque a pesar de las dificultades. Aquí, te proporcionaremos estrategias y consejos para superar los obstáculos comunes.

5.1. APRENDER DE LOS ERRORES

Los errores son una parte natural de cualquier proceso de cambio. En lugar de desanimarte, utiliza los errores como oportunidades de aprendizaje. Reflexiona sobre lo que salió mal y cómo puedes evitarlo en el futuro. Los errores te hacen más fuerte y te ayudan a crecer.

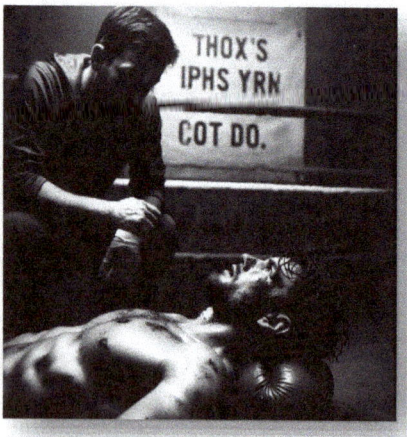

5.2. El Apoyo de Amigos y Familiares

Compartir tus metas y desafíos con amigos y familiares puede ser una fuente invaluable de apoyo. Pueden alentarte, mantenerte responsable y comprender tus necesidades durante tu viaje. No dudes en pedir ayuda y compartir tu proceso con quienes te rodean.

Frases Motivadoras:

- "Mi apoyo es mi fortaleza en momentos difíciles."

- "Compartir mi viaje me hace más fuerte."

- "Mis seres queridos creen en mí, y yo también."

5.3. Mantener la Disciplina en los Días Difíciles

Habrá días en los que la motivación sea escasa y la disciplina sea tu mejor aliada. En esos momentos, recuerda tus razones para comenzar este viaje. Mantén un recordatorio visual de tus metas y compromisos para ayudarte a superar esos momentos difíciles.

5.4. Evitar la Comparación

Compararte con otros puede ser perjudicial para tu autoestima y motivación. Cada individuo es único, y todos tienen diferentes tiempos y circunstancias. En lugar de compararte con los demás, compite contigo mismo y trabaja para superar tus propios logros.

5.5. Mantén un Diario de Éxitos

Llevar un diario de tus éxitos es una estrategia efectiva para mantenerte enfocado y motivado. Registra tus logros, grandes y pequeños, a medida que avanzas hacia tus metas. Cuando enfrentes desafíos, revisa tu diario para recordarte a ti mismo lo lejos que has llegado.

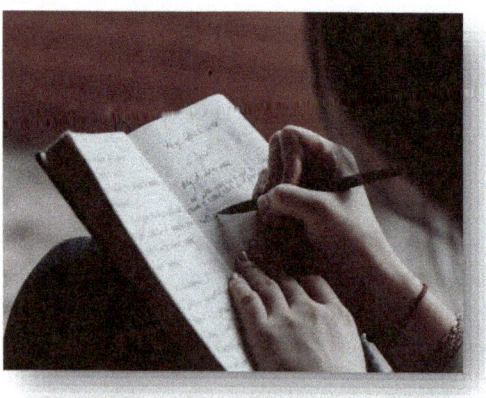

5.6. Manejo del Estrés y el Tiempo

El estrés y la falta de tiempo son obstáculos comunes en el proceso de pérdida de grasa. Aprende estrategias de manejo del estrés, como la meditación o la respiración profunda, para ayudarte a lidiar con la presión. Además, establece prioridades y crea un horario que te permita dedicar tiempo al ejercicio y la preparación de comidas saludables.

5.7. Recompensas y Celebraciones

Recompensarte a ti mismo es importante. Establece recompensas para los hitos importantes que alcances en tu viaje hacia la pérdida de grasa. Las recompensas pueden ser tanto materiales como experiencias, y te brindan algo que esperar a medida que avanzas.

5.8. Persistencia y Determinación

La pérdida de grasa es un viaje, no un destino. La persistencia y la determinación son clave. Si te desvías del camino, no te rindas. Retoma tu compromiso y continúa hacia tus objetivos. Mantén siempre en mente el panorama general de una vida más saludable.

Superar obstáculos es parte integral de cualquier proceso de cambio. Aprende a adaptarte, busca apoyo y mantén la determinación en los momentos difíciles. Cada desafío que enfrentes te hará más fuerte y te llevará un paso más cerca de tu mejor versión. ¡Sigue adelante con confianza y resiliencia!

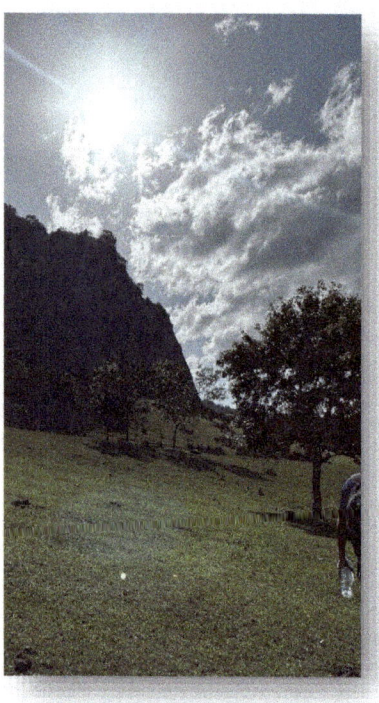

Capítulo 6: Mantener el Progreso

Al llegar a este capítulo, has recorrido un largo camino en tu viaje hacia la pérdida de grasa y una vida más saludable. Ahora, el desafío es mantener el progreso que has logrado. En este capítulo, exploraremos estrategias para asegurarte de que tus logros sean sostenibles y que tu transformación sea duradera.

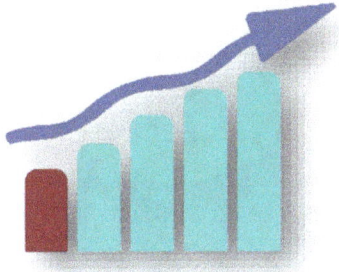

6.1. Compromiso a Largo Plazo

Recuerda que la pérdida de grasa y la vida saludable son compromisos a largo plazo. No se trata de una fase temporal, sino de un cambio de estilo de vida sostenible. A medida que alcances tus objetivos, sigue comprometido con la elección de alimentos saludables y la actividad física regular.

6.2. MONITOREO Y AJUSTE

El seguimiento de tu progreso continuo es fundamental. Mantén un ojo en tus hábitos alimenticios, tu rutina de ejercicio y tu peso. Si notas que te estás desviando de tus objetivos, ajusta tu enfoque según sea necesario. La autorreflexión constante te mantendrá en el camino correcto.

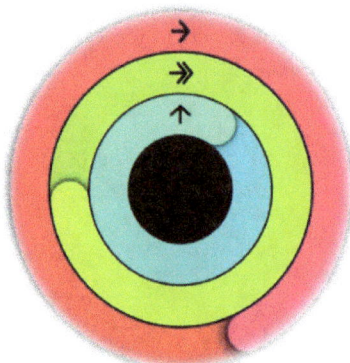

6.3. CELEBRAR LOS ÉXITOS

A medida que mantienes el progreso, sigue celebrando tus éxitos. Reconoce tus logros, incluso los más pequeños. Las celebraciones te proporcionan un sentido de logro y refuerzan tu motivación para continuar.

6.4. EVITA LA COMPLACENCIA

Una vez que hayas alcanzado tus objetivos, evita caer en la complacencia. Mantén una mentalidad de mejora continua y busca nuevas formas de desafiarte a ti mismo. La complacencia puede llevar al retroceso, por lo que es importante seguir siendo proactivo en tu búsqueda de una vida saludable.

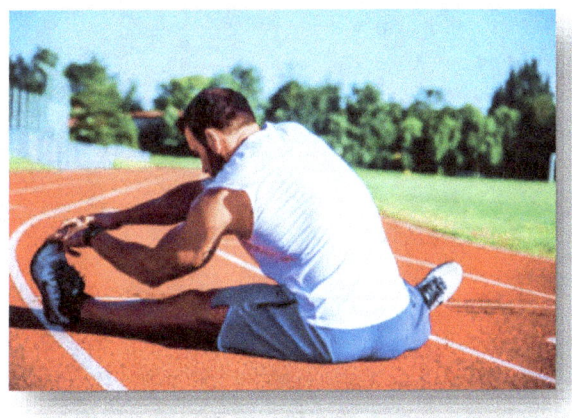

6.5. Encuentra Apoyo y Comunidad

Mantener el progreso puede ser más fácil cuando cuentas con el apoyo de otros. Únete a una comunidad de personas que comparten tus objetivos, ya sea en línea o en tu área local. Compartir tus experiencias y desafíos con otros te brinda una red de apoyo valiosa.

6.6. Aprendizaje Continuo

El mundo de la nutrición y el ejercicio evoluciona constantemente. Mantente informado y dispuesto a aprender. La educación continua te ayudará a tomar decisiones más informadas y a adaptar tu enfoque a medida que cambian las circunstancias.

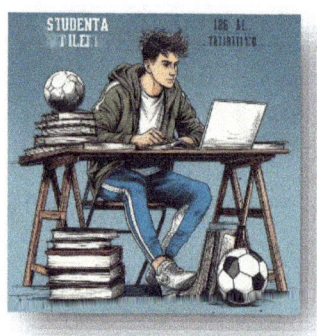

6.7. Establecer Nuevas Metas

Una vez que alcances tus objetivos iniciales, considera establecer nuevas metas. Esto te dará un propósito continuo y un motivo para seguir comprometido con tu salud. Las metas adicionales pueden incluir mejorar tu fuerza, resistencia o probar nuevas actividades.

6.8. Reflexión y Gratitud

Regularmente, tómate un tiempo para reflexionar sobre tu viaje y sentir gratitud por el progreso que has logrado. La gratitud te ayudará a mantener una mentalidad positiva y a apreciar el valor de una vida saludable.

Mantener el progreso es la etapa final de tu viaje hacia la pérdida de grasa y la salud. Recuerda que es un proceso continuo y que cada elección saludable que haces te acerca a una vida más satisfactoria. Sigue adelante con determinación y compromiso, y tu transformación será duradera. ¡Felicidades por tu viaje y que tu vida saludable perdure!

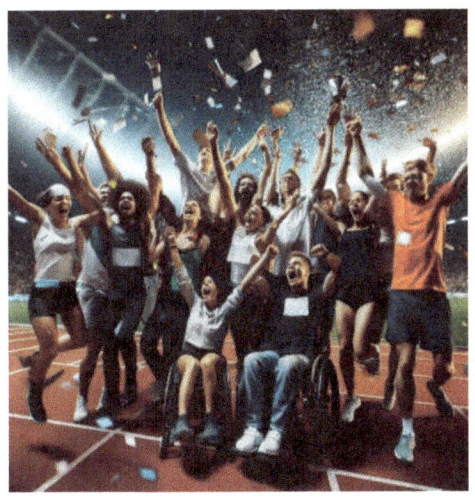

CONCLUSIÓN: TU VIAJE CONTINÚA

¡Felicidades por llegar al final de este libro sobre la pérdida de grasa de forma realista! Tu compromiso y dedicación te han llevado a un nuevo comienzo en tu búsqueda de una vida más saludable. Sin embargo, este no es el fin de tu viaje; es solo el comienzo.

Recuerda que la pérdida de grasa y la adopción de un estilo de vida saludable son compromisos a largo plazo. El camino hacia el bienestar está lleno de desafíos y recompensas, y siempre habrá más por descubrir y aprender. El conocimiento es una herramienta poderosa en este viaje, y la educación continua es esencial.

Si has encontrado valiosa la información y la motivación proporcionada en este libro, considera explorar otros recursos y libros relacionados con la salud, la nutrición y el fitness. La información es la clave para empoderarte y tomar decisiones informadas sobre tu bienestar.

Tu viaje continúa, y cada paso que das te acerca más a tu mejor versión. No dudes en buscar más recursos, consejos y apoyo para seguir avanzando en tu camino hacia una vida más saludable y plena. ¡Sigue adelante con confianza y determinación, y que tu futuro esté lleno de éxito y bienestar!

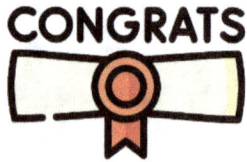

REGALO EXTRA

Las siguientes páginas te dejare unas tablas para que apuntes tu primer diario fitness. En este anotarás tipo de entrenamiento, comidas del día, litros de agua, tu peso corporal, ... Lo que te salga en ese momento. A mí me sirvió de motivación después de un tiempo al leer como estaba al inicio. Lets lift weight!!!!

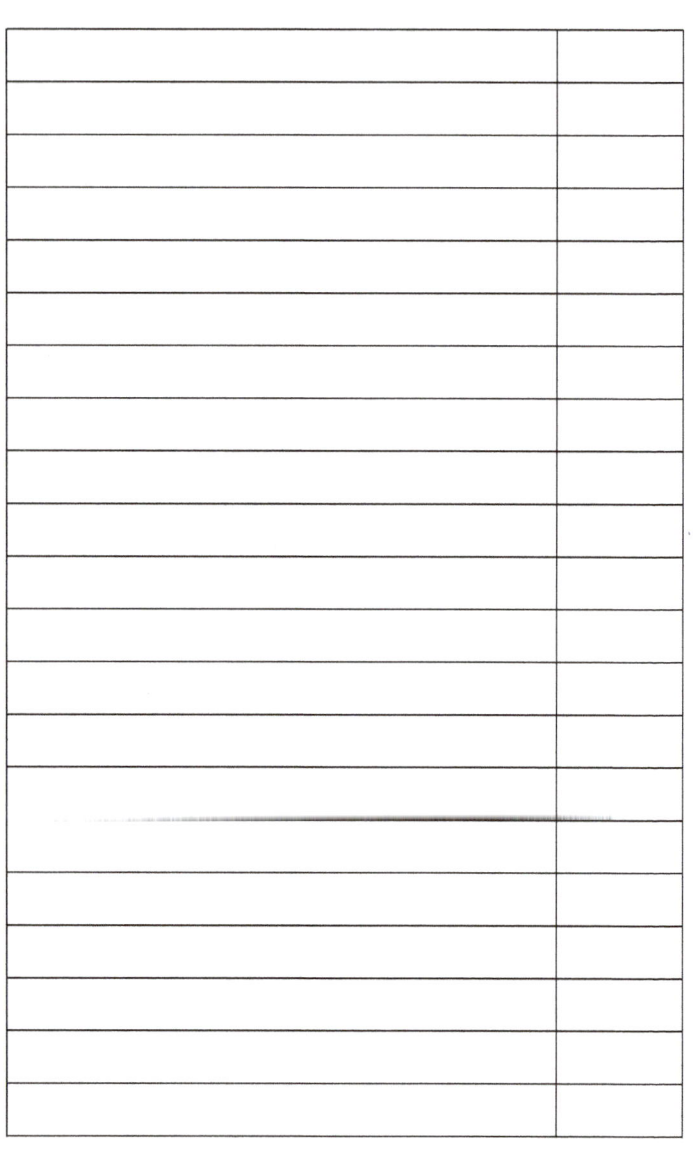

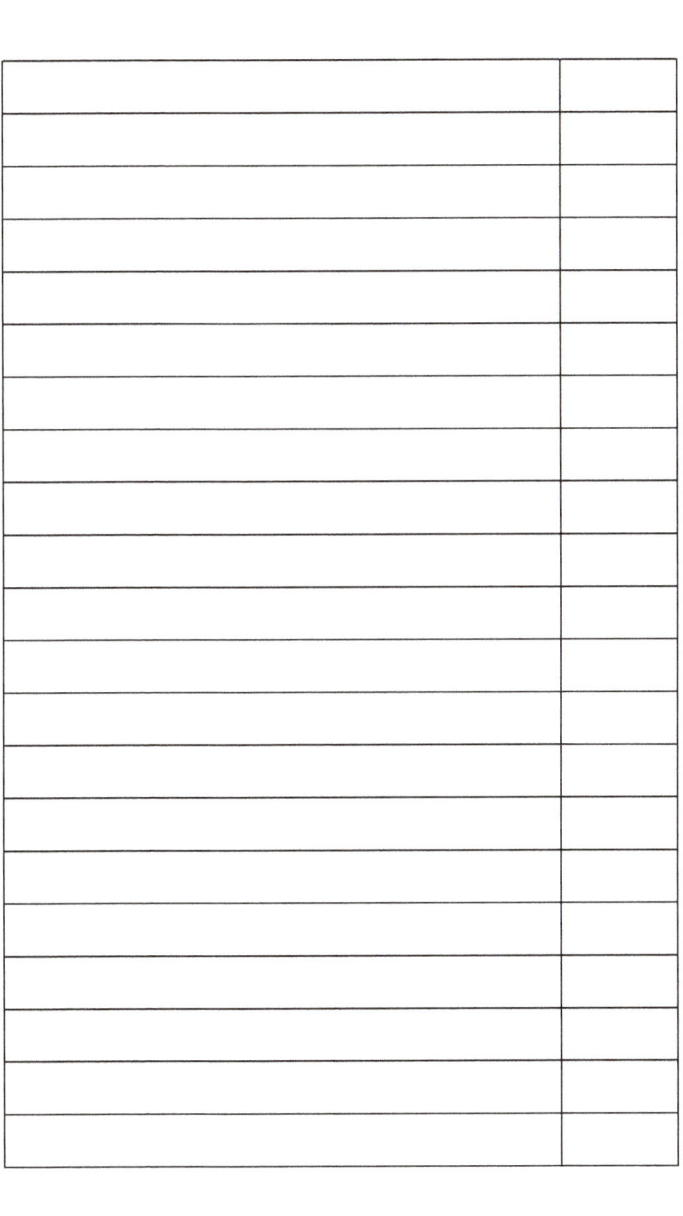

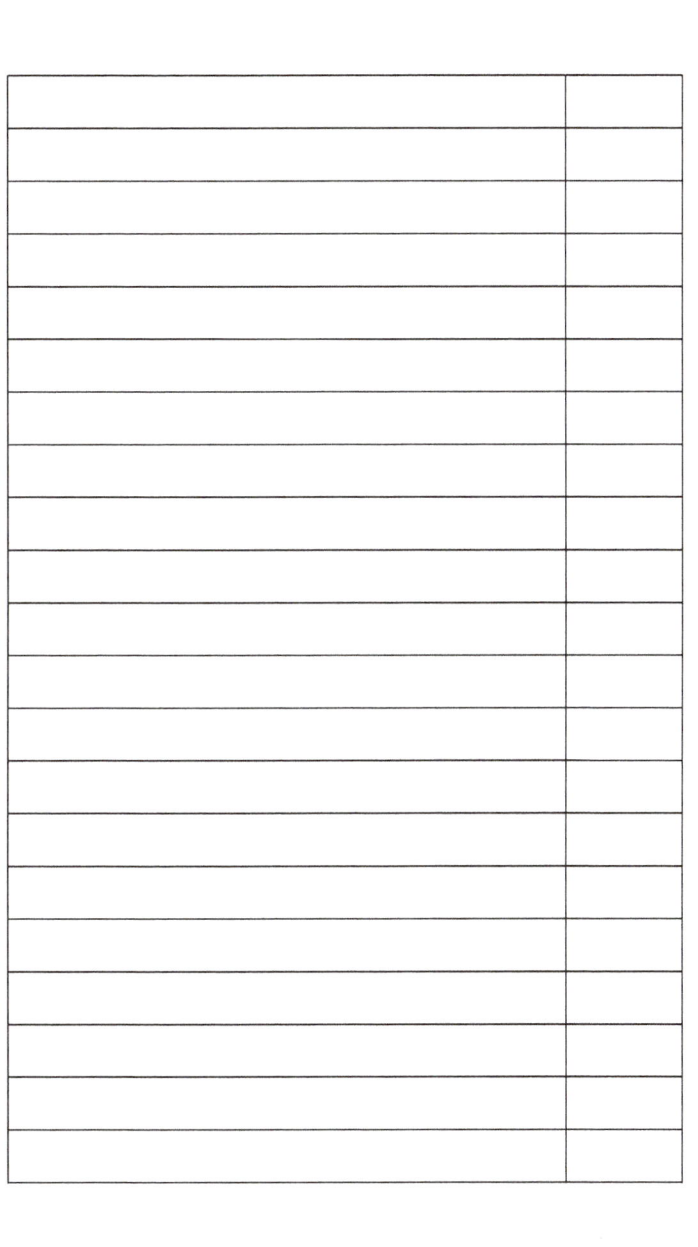

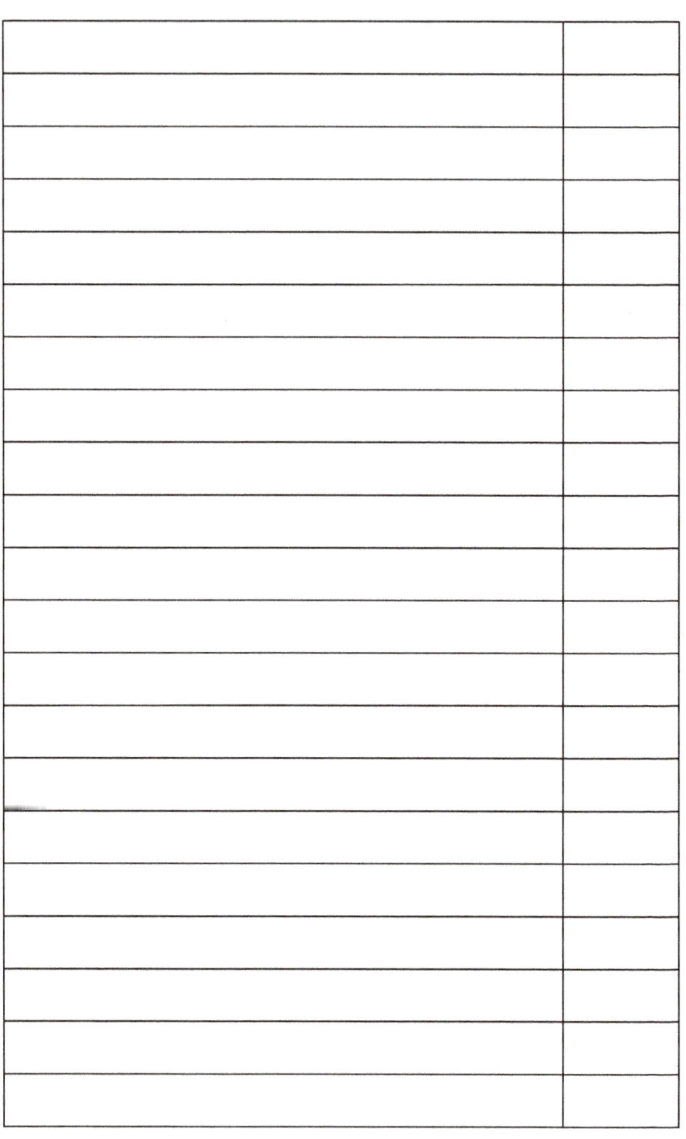

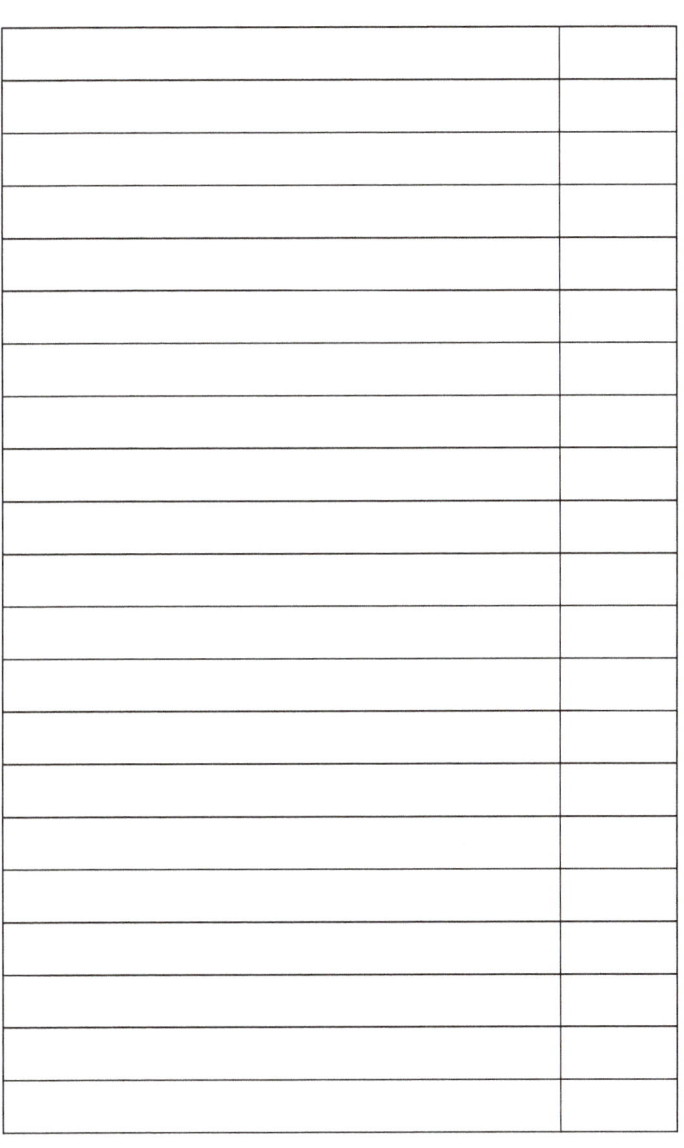

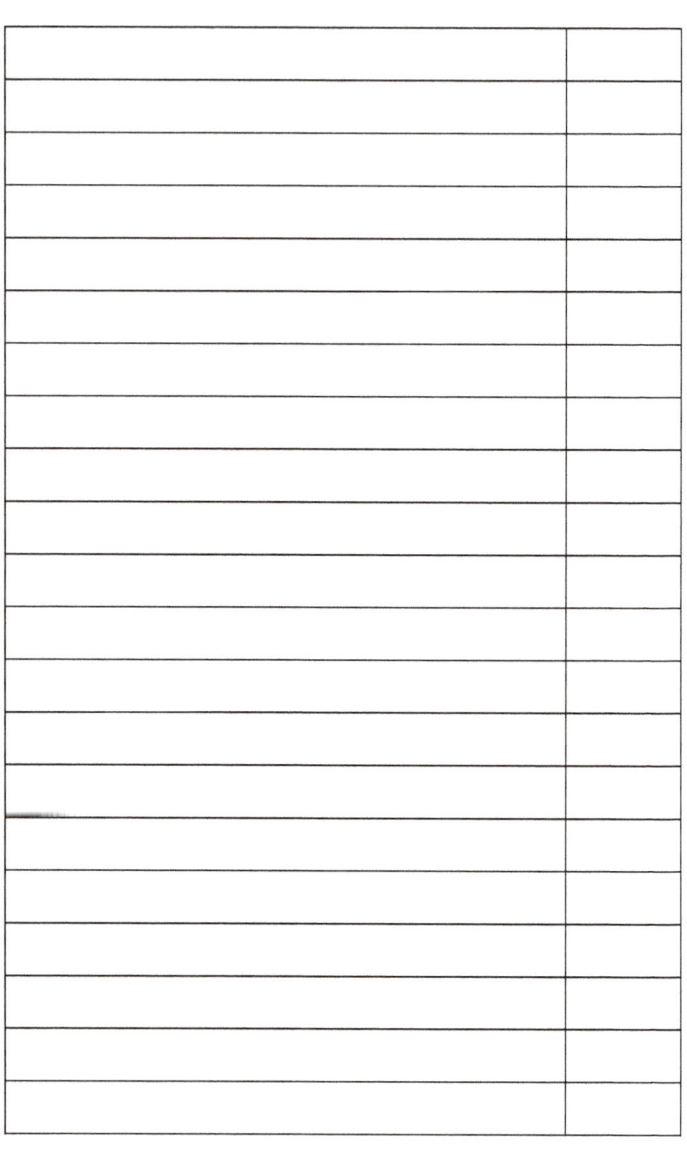

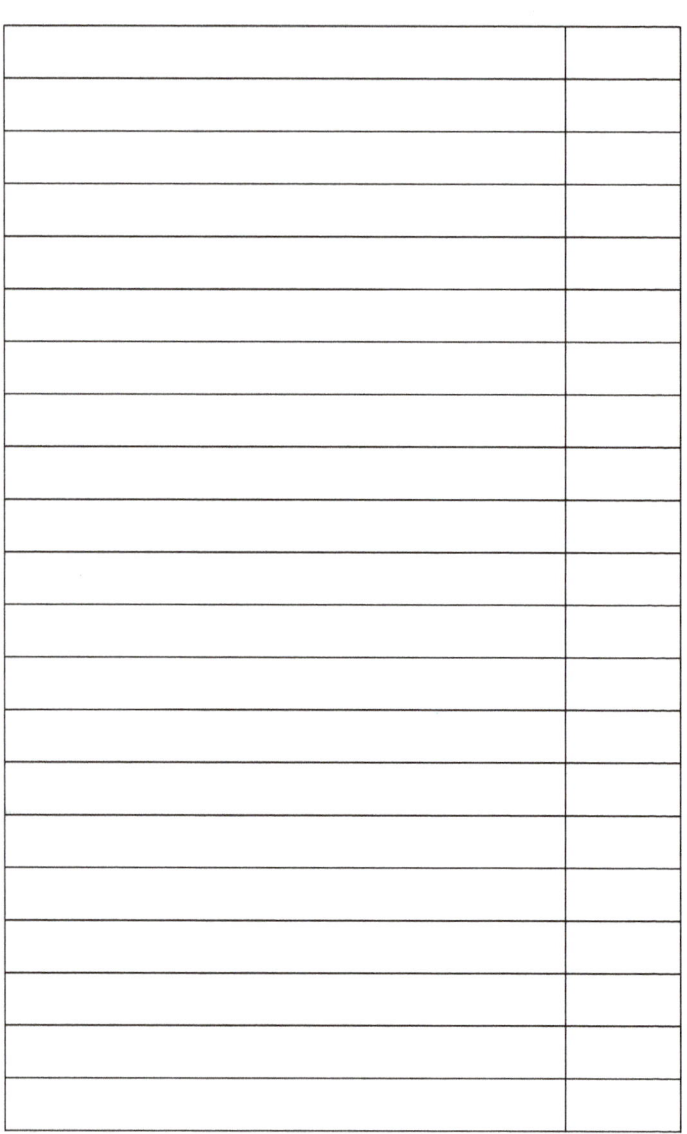

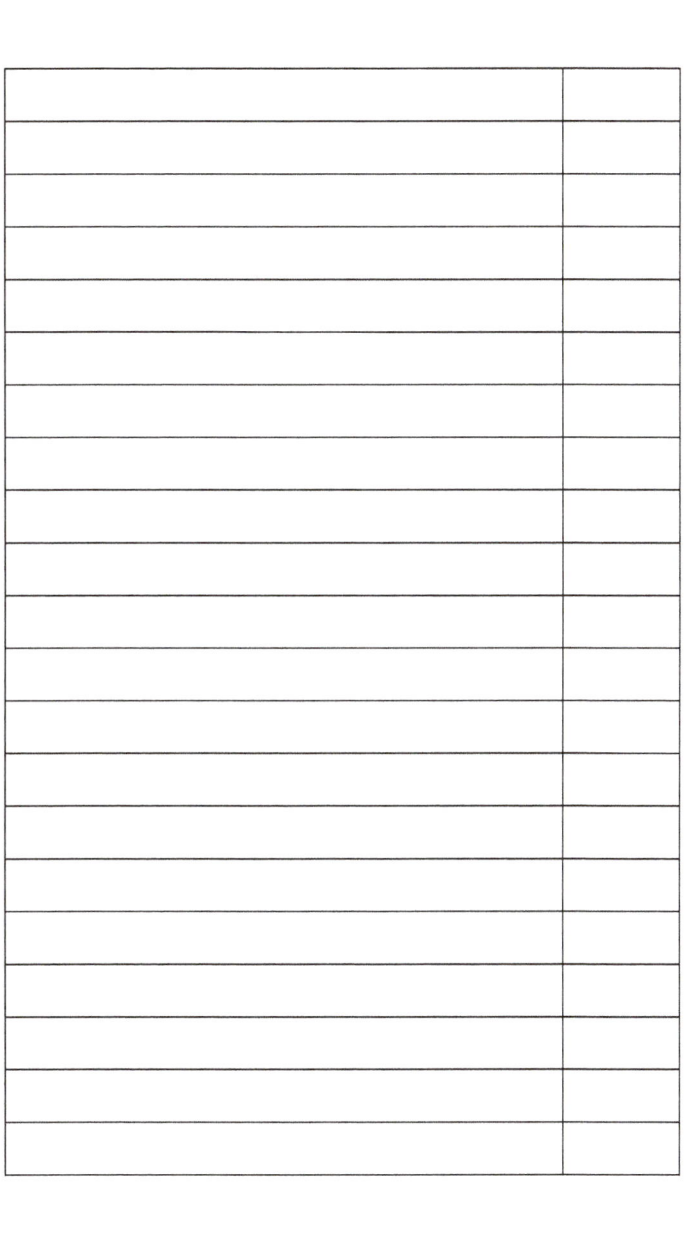

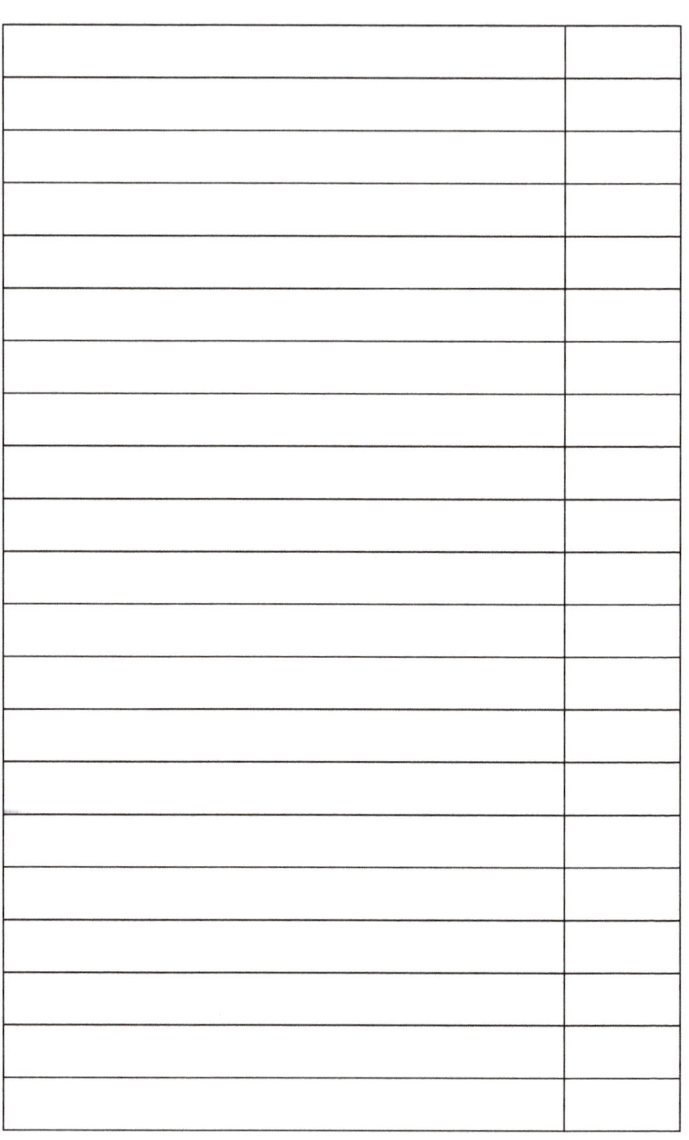

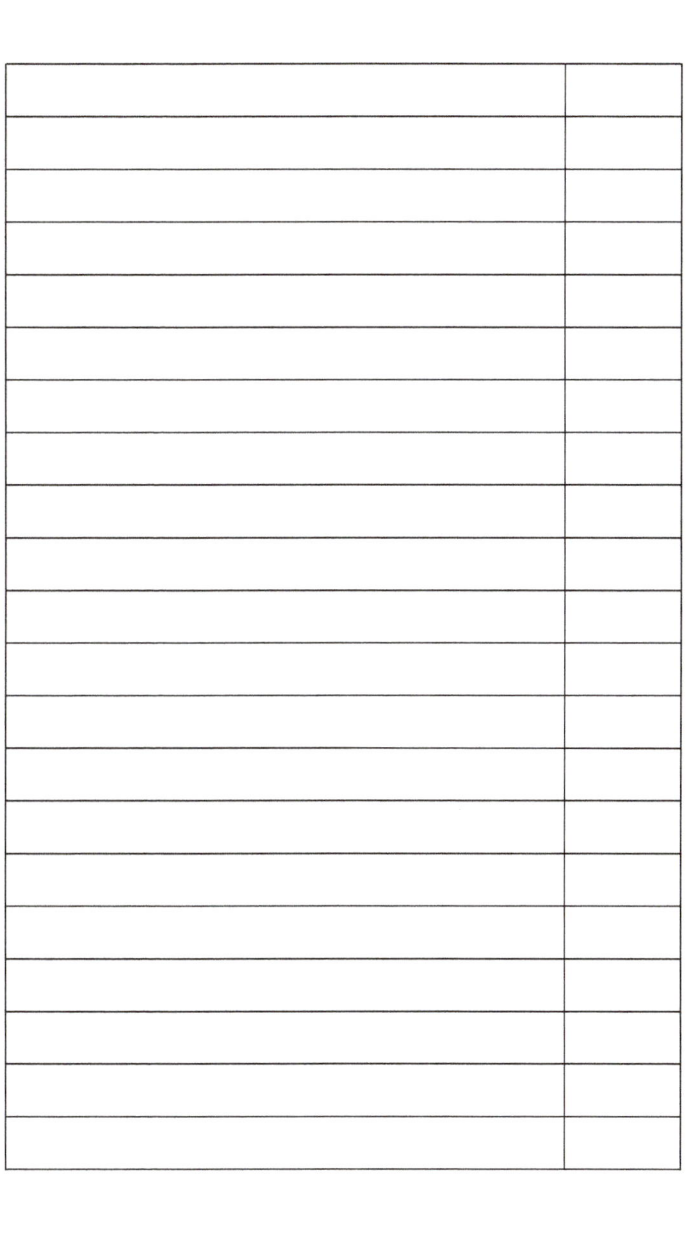

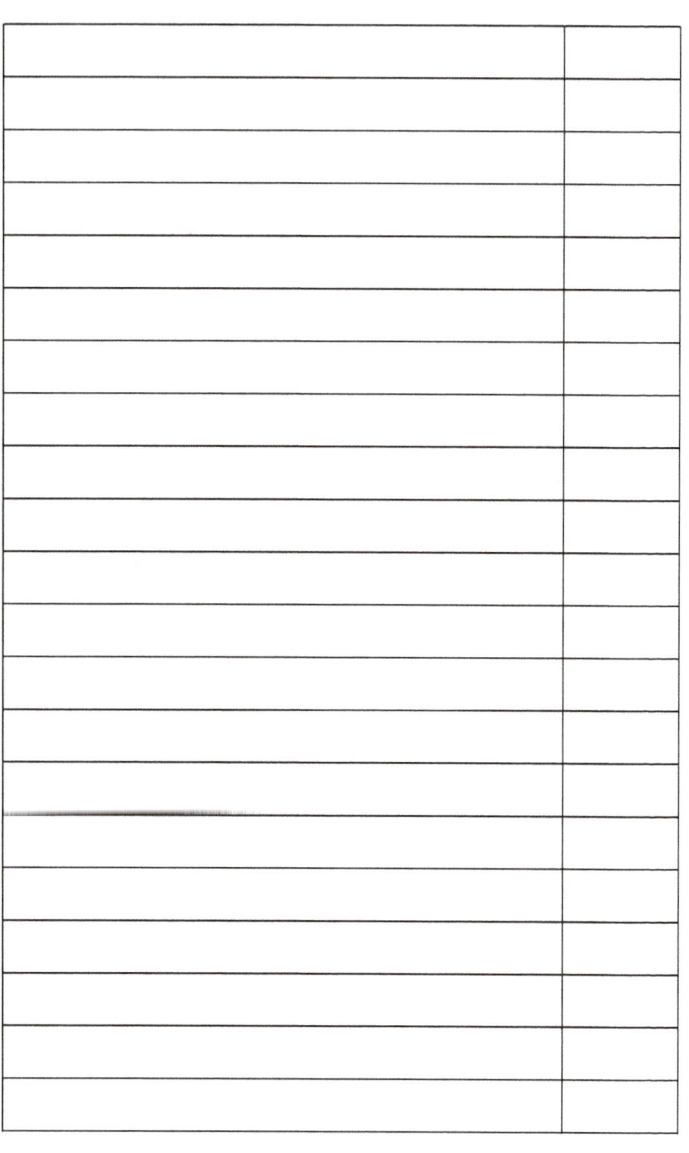

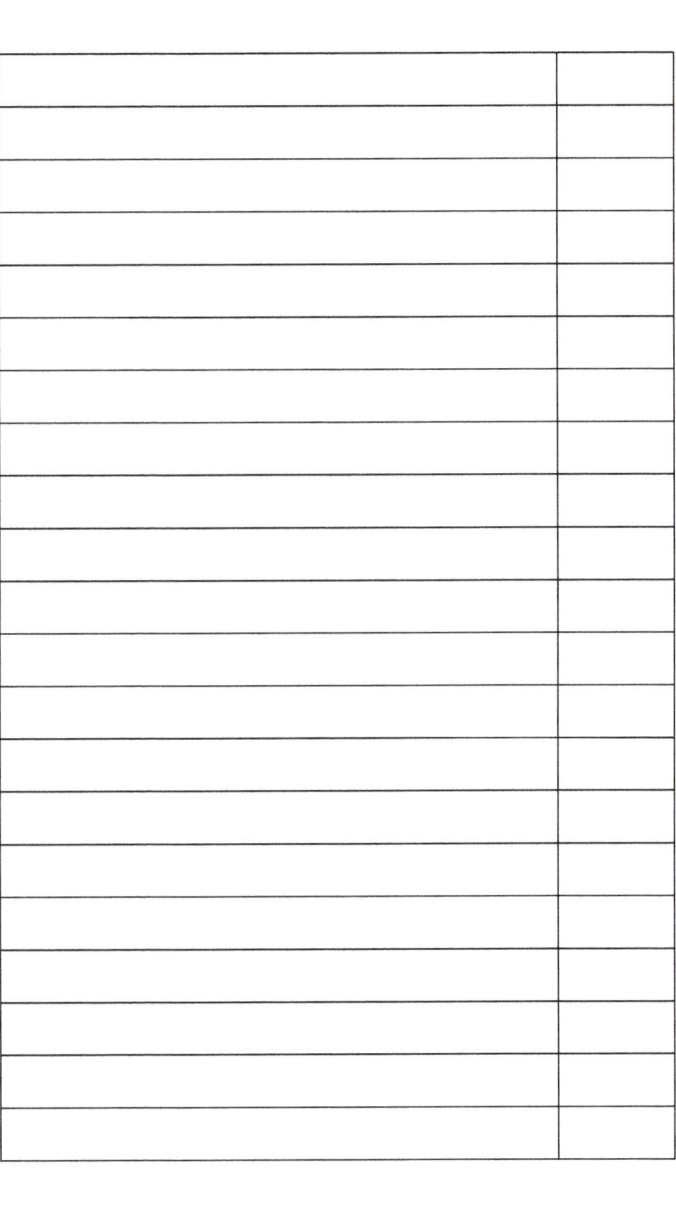

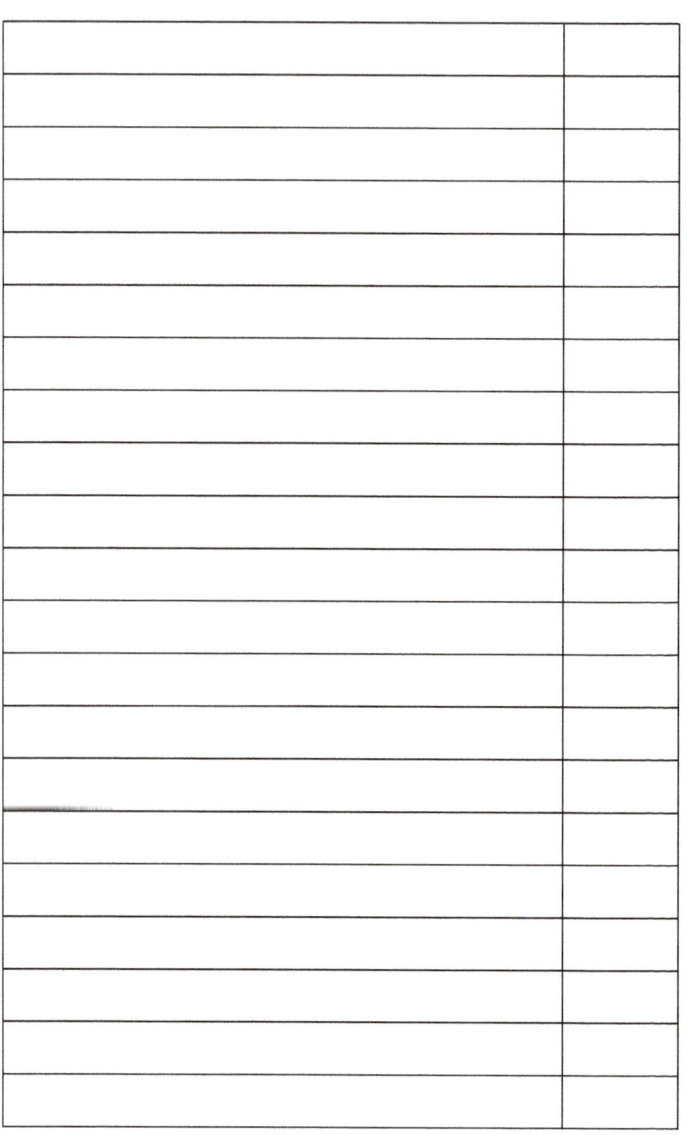

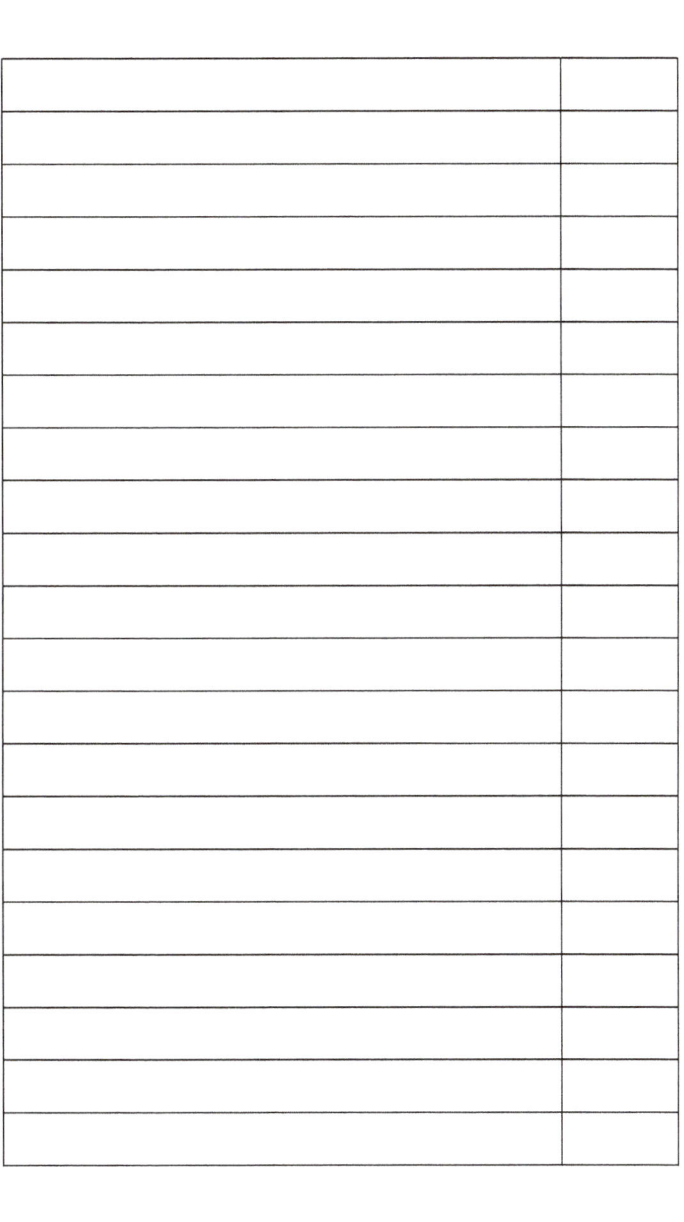

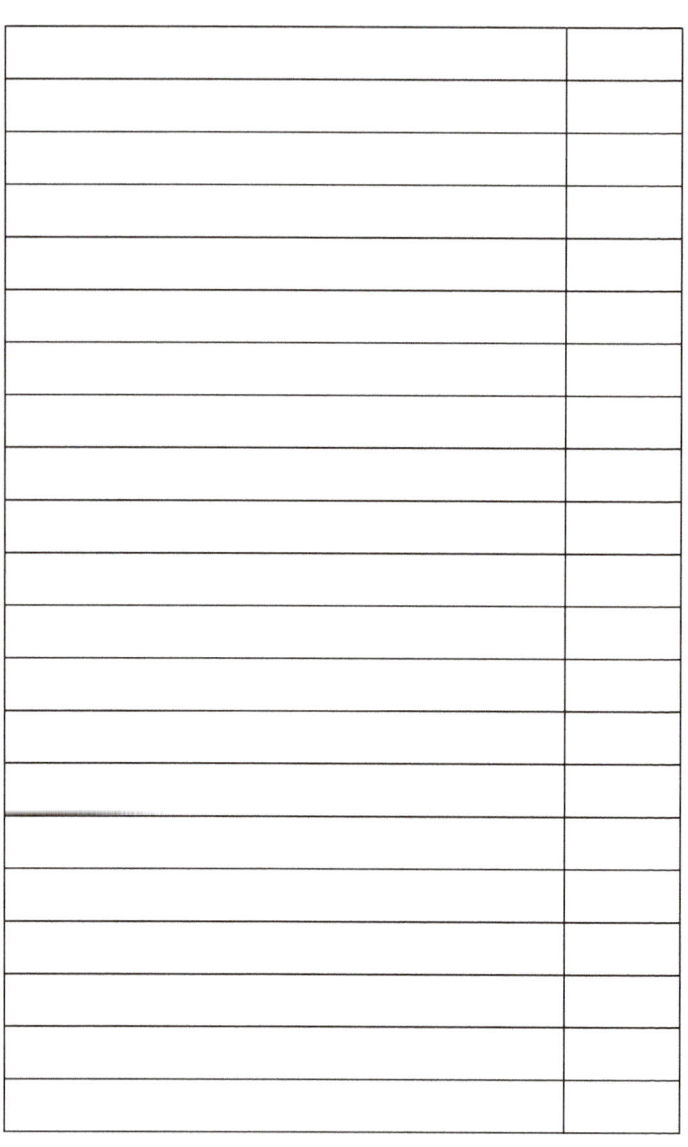

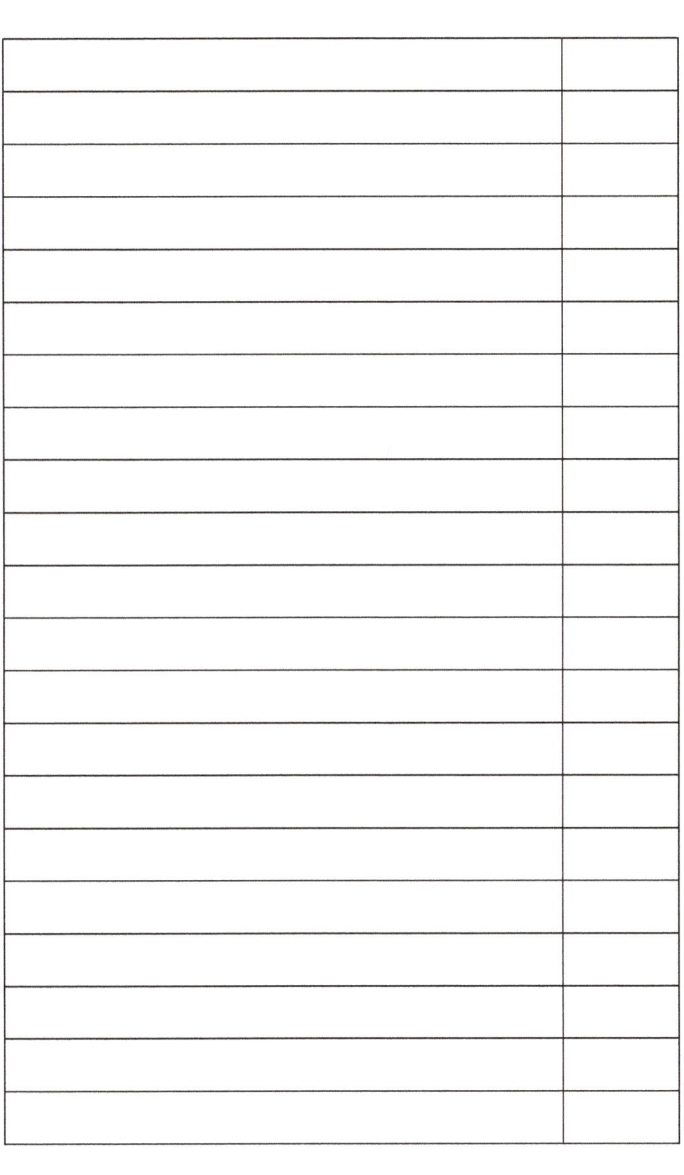

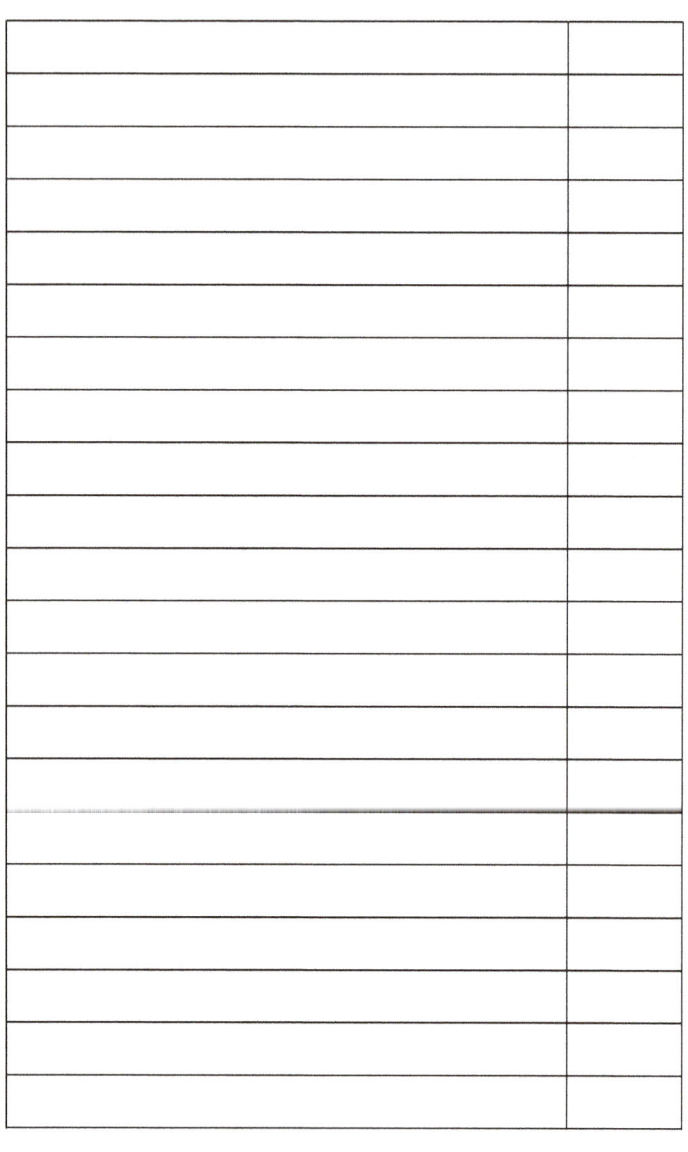

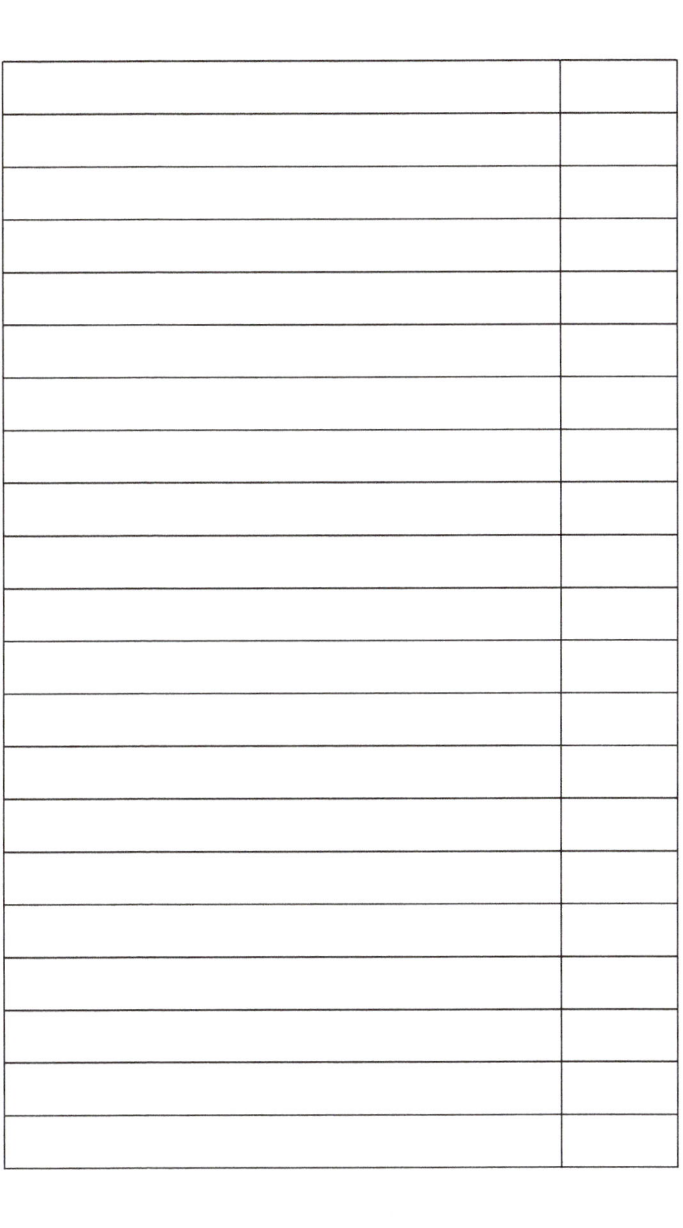

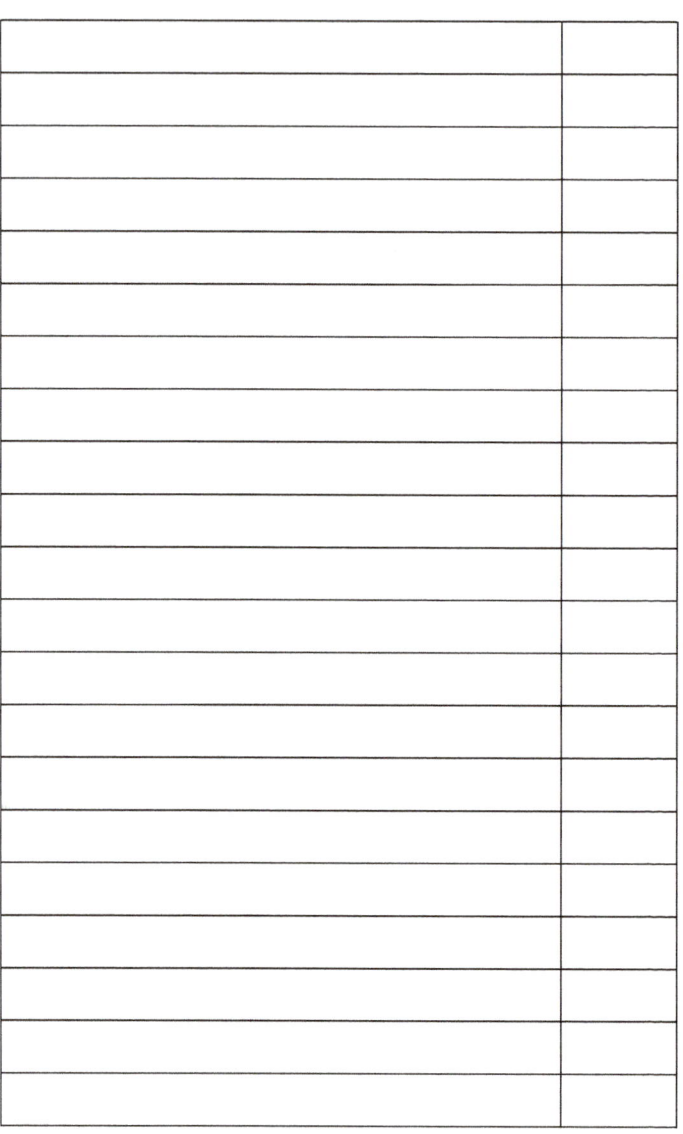

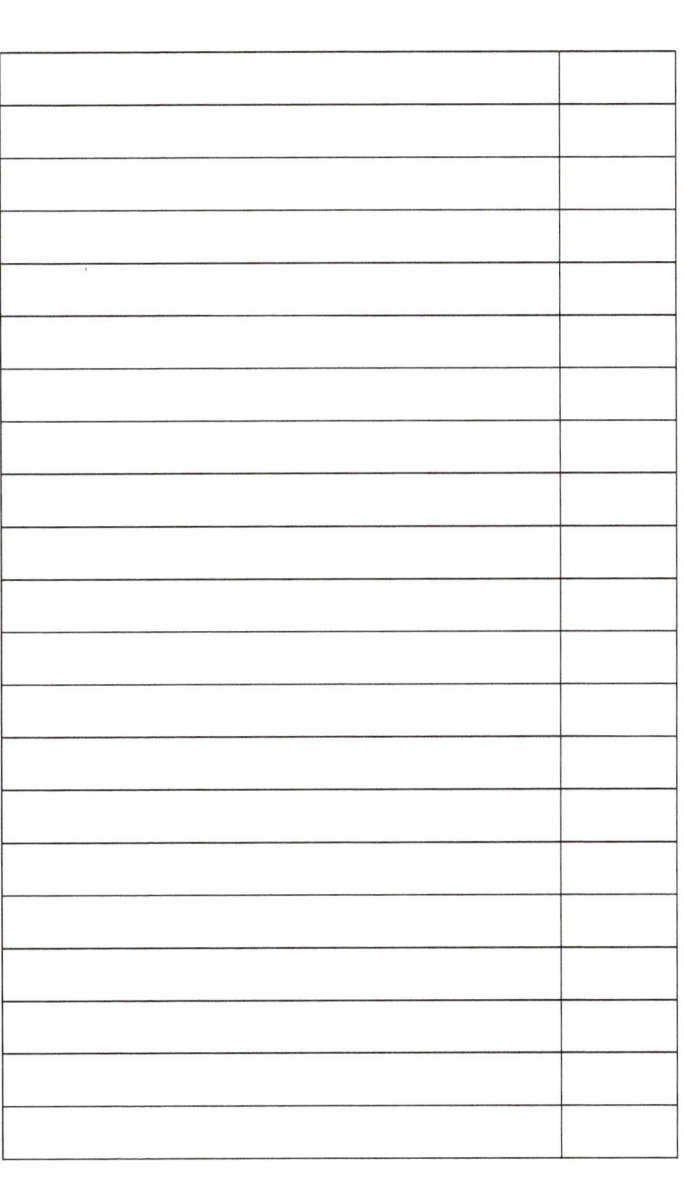

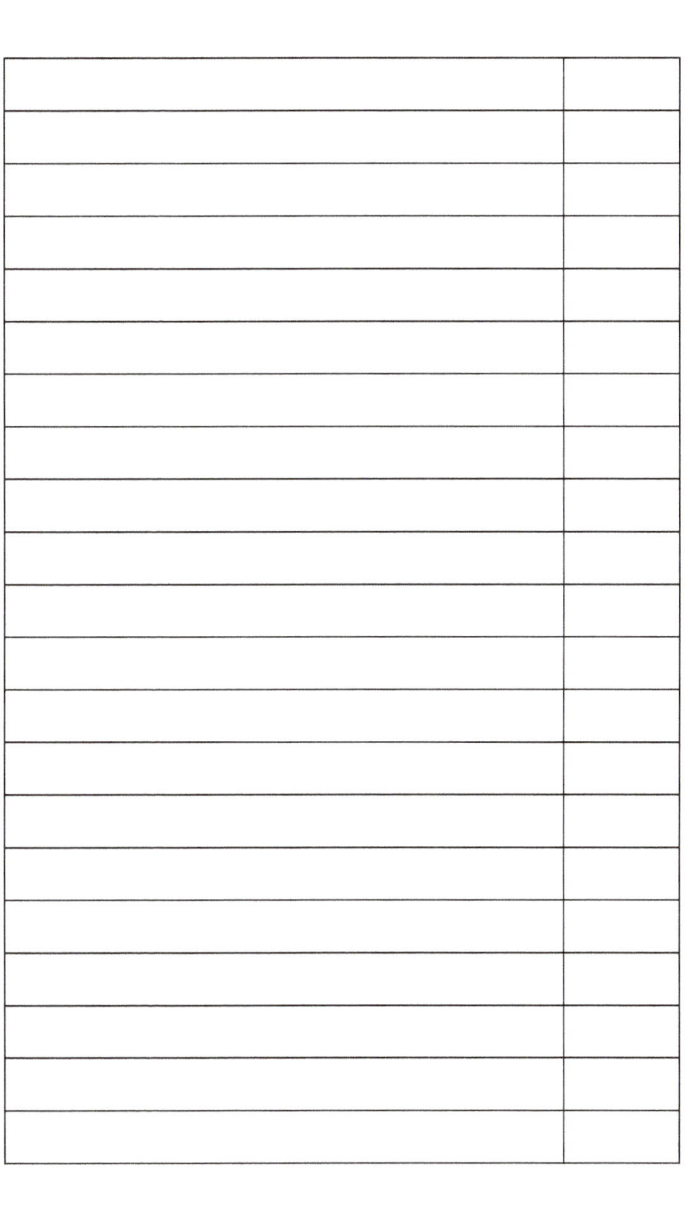

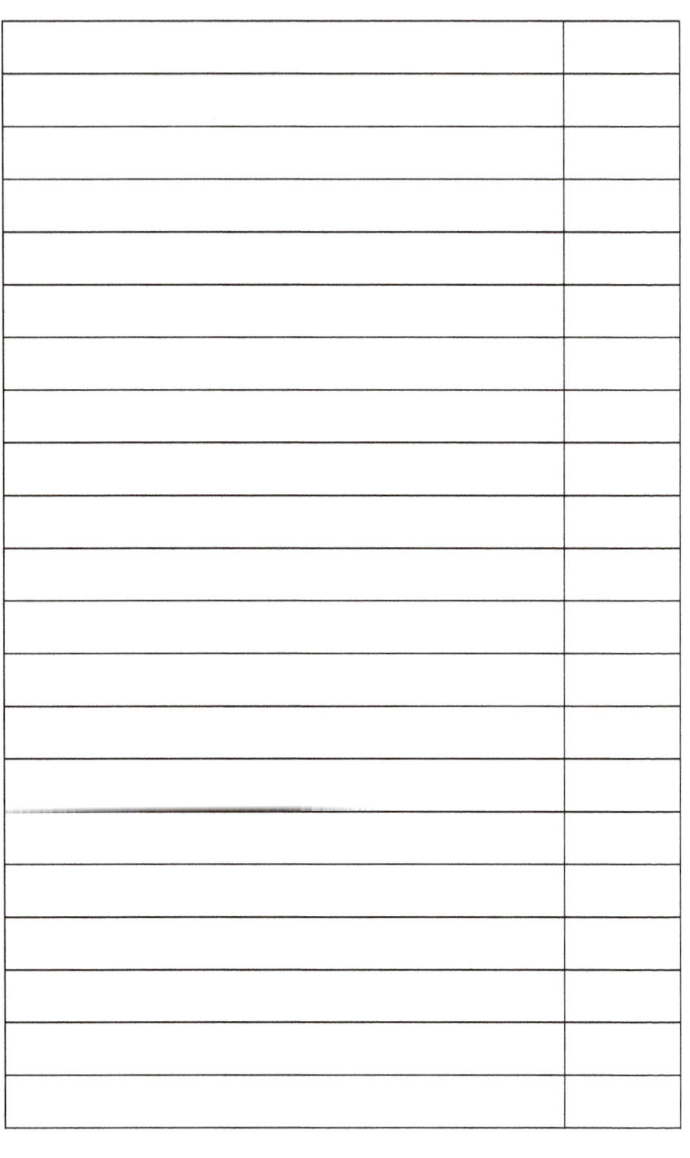

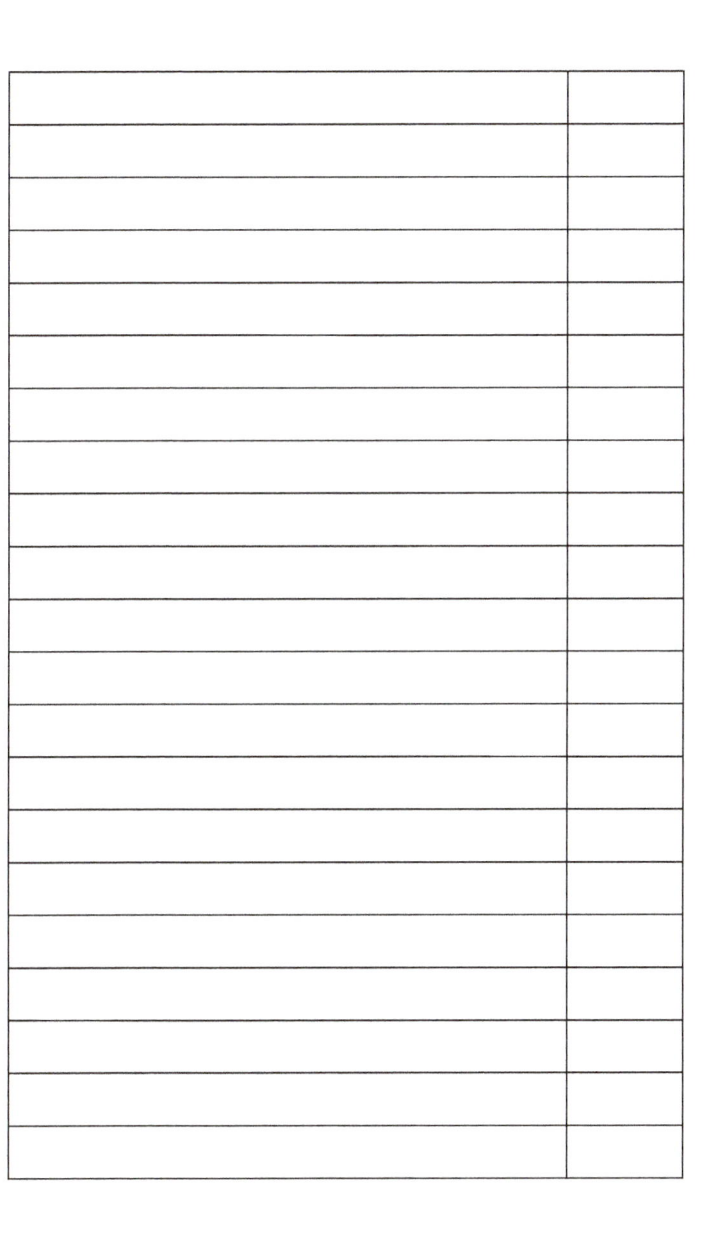

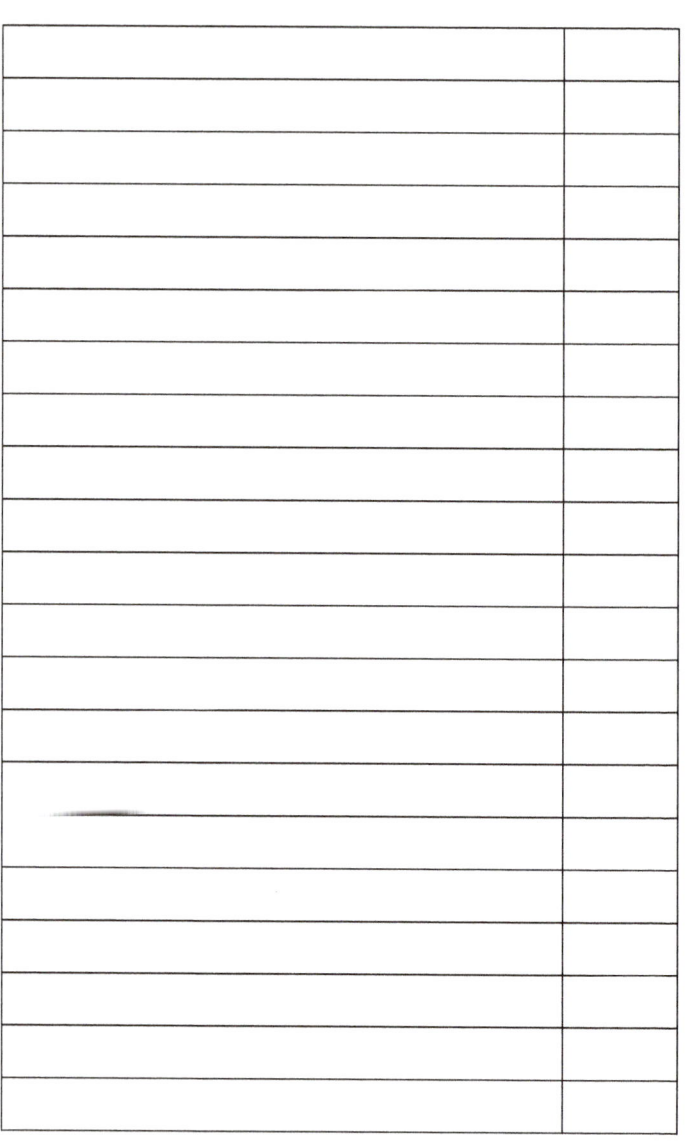

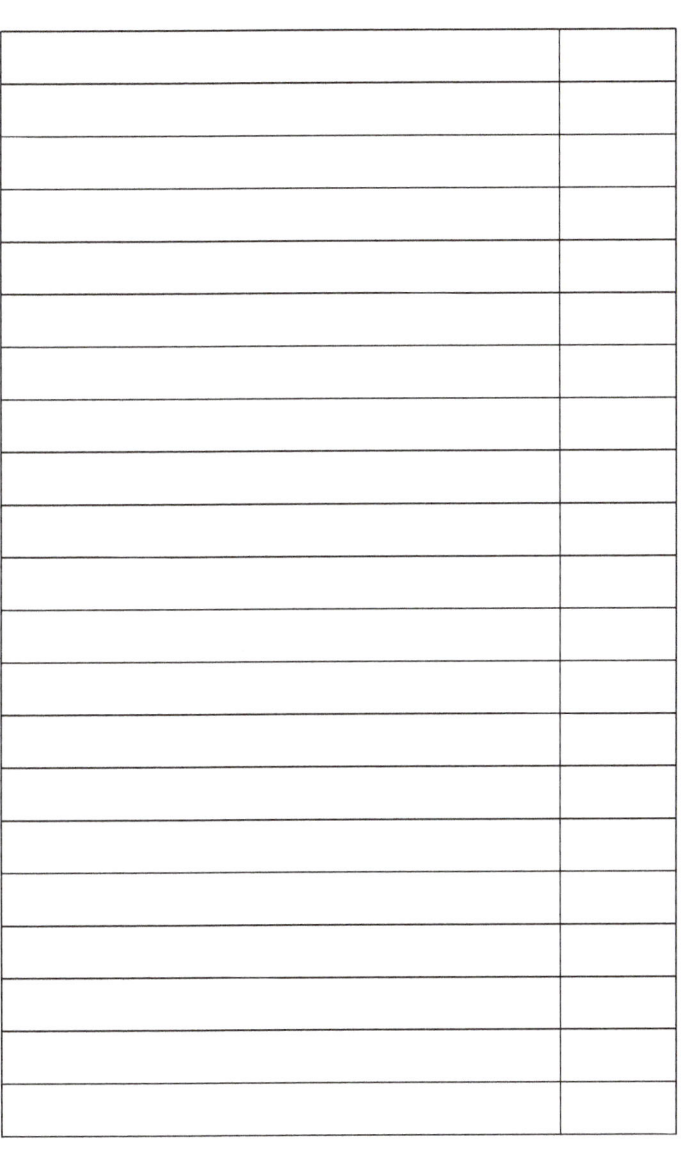

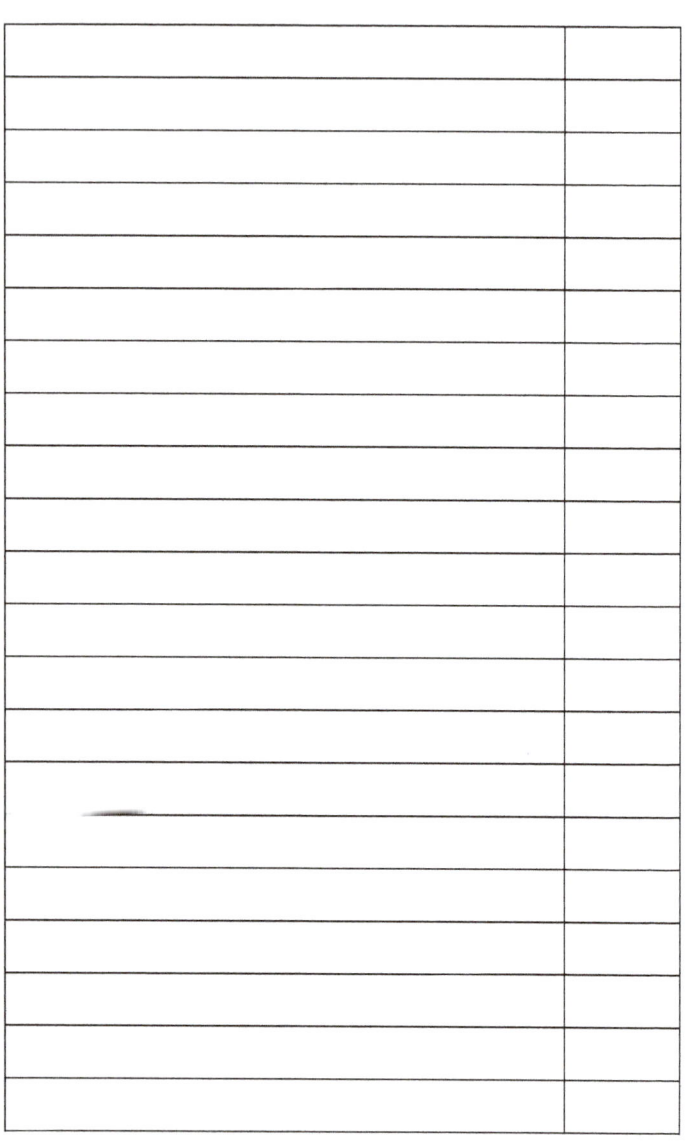

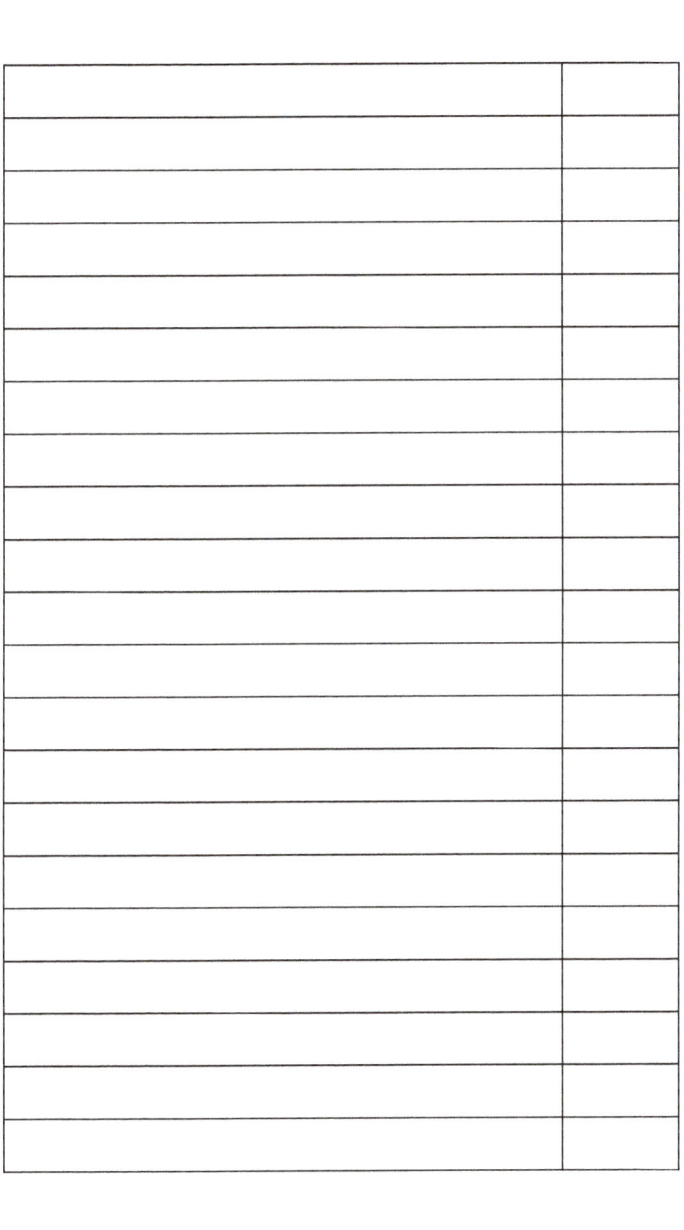

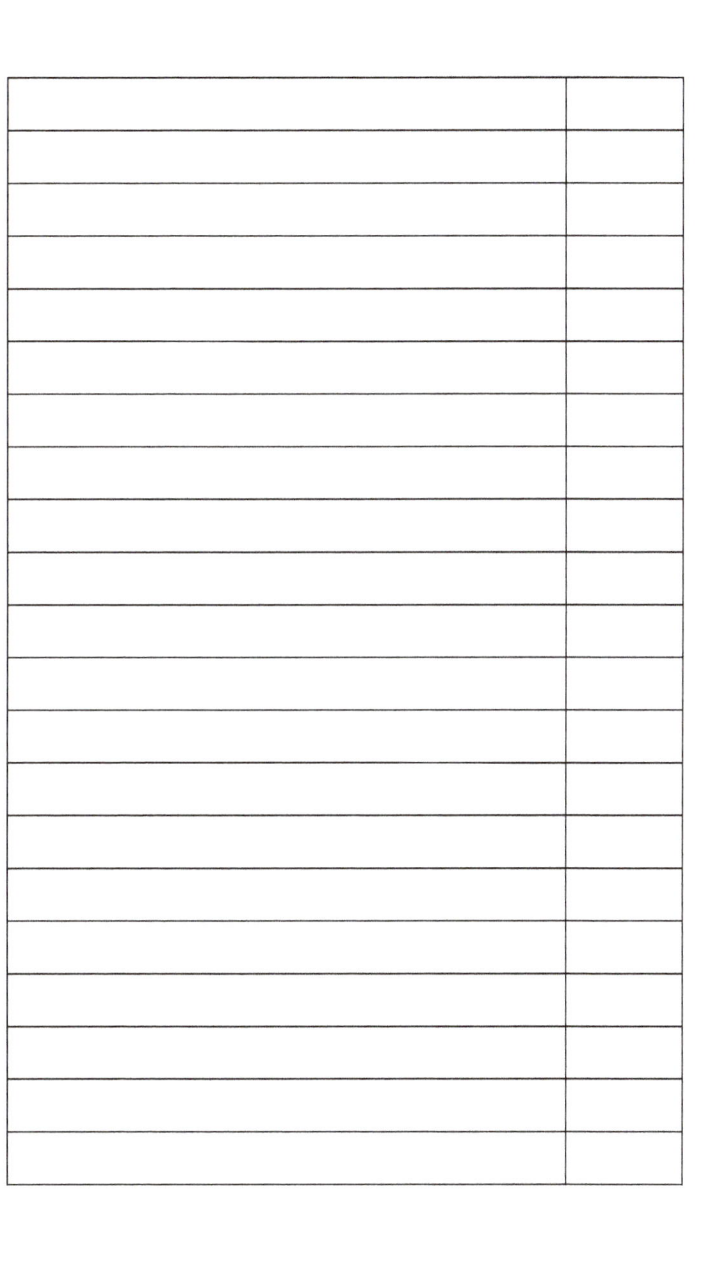

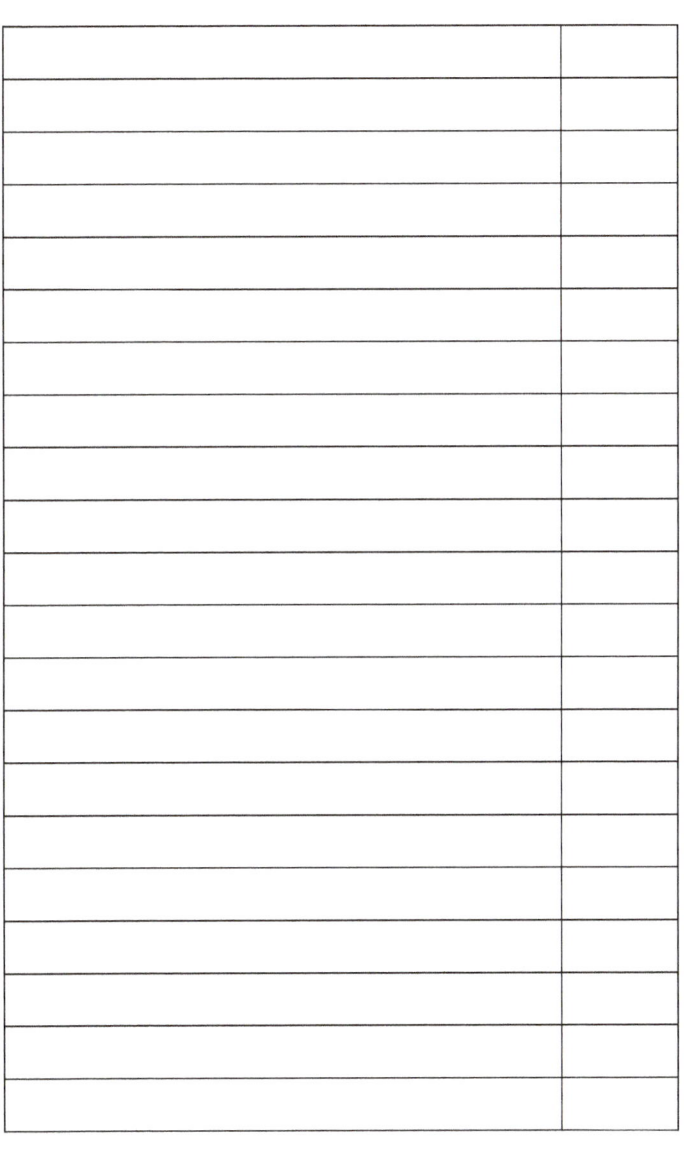